Band 1

Die Sprache der Niere
(Harnwege)

Symptomerklärungen

schulmedizinisch
naturheilkundlich
psychosomatisch

Autorin
Heilpraktikerin Christiane Krohn wurde 1970 in Berlin geboren. Nach erfolgreichem Abschluss der Heilpraktikerprüfung in Berlin-Tempelhof assistierte sie 9 Monate in einem Lehrinstitut. Danach folgte ihre Arbeit in einer Gemeinschaftspraxis. Als Iridologin gibt sie nun, in eigener Praxis tätig, regelmäßige Aus- und Fortbildungen in Iridologie (Augendiagnose /Irisdiagnose). Sowie in klassischer Zungendiagnose.

Band I

Die Sprache der Niere (Harnwege)

Symptomerklärungen

schulmedizinisch
naturheilkundlich
psychosomatisch

Bibliografische Information der Deutschen Bibliothek:
Die Deutsche Bibliothek verzeichnet diese Publikation in der Deutschen
Nationalbibliografie; detaillierte Daten sind im Internet über
<http://dnb.ddb.de> abrufbar.

Originalausgabe
© 2006 Heilpraktikerin Christiane Krohn
www.naturheilpraxis-krohn.de
info@naturheilpraxis-krohn.de

1. Auflage
Herstellung und Verlag: Books on Demand GmbH, Norderstedt
ISBN 3-8334-4357-X

für meine Omi Gertrud Mendler
meine Mama Ingrid Krohn
und den besten Koch der Welt Horst Brauer

sowie für meine Freunde
Gerd Boest, Marika Pratschke, Nandita Schulz
Marcus Scharein, Jens Caßens
und Sonja Reinheimer

**Liebe Kolleginnen und Kollegen,
liebe Patienten!**

Das vorliegende Werk stellt den Versuch dar, das wichtige Organ(system) Niere und seine ableitenden Harnwege dem Leser näher zubringen, in dem es nicht nur „als Organ" gesehen wird, das erkranken kann – sondern auch die Hintergründe – die Psychosomatik – mit einzubeziehen.

Meines Erachtens stellt der psychologische Hintergrund – das seelische Erkranken – die Hauptursache sämtlicher Erkrankungen dar!!

Ich werde es mal einfach ausdrücken:
Der Mensch besteht aus Körper (Soma), Geist (Logik, Bewusstsein) und Seele (Unterbewusstsein).
Wenn die Seele sich nicht entfalten kann – sozusagen unglücklich ist – wendet sie sich zuerst an den Geist. Wenn dieser aber nicht reagiert oder reagieren will, bleibt ihr nur noch die Möglichkeit, sich über den Körper verständlich zu machen.

Beispiel:
Peter arbeitet zuviel. Der Job ist zwar sehr gut bezahlt, aber er hat in der Woche 20 Überstunden, keine Zeit mehr für seine Freundin, und wenn er abends nach Hause kommt, fällt er erschöpft ins Bett. Die Seele (Unterbewusstsein) hat schon vor Wochen dem Geist signalisiert, dass ihr dieser Stress zuviel ist. Der Geist (Logik) antwortete der Seele: „Ja, ich weiß! Wir haben keine Erholungsphasen, und das Leben macht im Moment auch nicht allzu viel Spaß – aber das Geld stimmt halt! Lass uns so weitermachen!" Die Seele hält noch einige Zeit aus, aber dann wird es ihr „zu bunt" und sie wendet sich an den Körper (Soma): „Hallo Körper! Mir langt es!! Ich hab die Nase voll!! Mach was!". Der Körper hilft und es kommt zu einem Schnupfen („Nase voll").

Dies war ein einfaches Beispiel. Bei längeren Problemen oder Störungen jedoch, werden die körperlichen Symptome immer heftiger!

Sobald der Körper reagiert, ist es ein Hilfeschrei der Seele!

Sehen Sie ihren Körper als ihren Lebensgefährten. Pflegen Sie ihn! Und bei Erkrankungen, hören Sie auf seine Hilfeschreie und unterdrücken Sie nicht einfach nur die Symptome!

Wenn bei unserem Auto ein Warnlämpchen leuchtet, kleben wir doch auch nicht einfach ein Pflaster drüber, oder?

Berlin, im November 2005
Christiane Krohn

Inhaltsverzeichnis

Anatomie der Niere
und der ableitenden Harnwege

Die Nieren (Renes)

Der Harnapparat besteht aus:
- zwei Nieren (Renes)
- zwei Nierenbecken (Pyelon, Pelvis renalis) mit ihren Nieren-kelchen (Calices renales)
- zwei Harnleitern (Ureter)
- einer Harnblase (Vesica urinaria)
- einer Harnröhre (Urethra)

Lage der Nieren

Normalerweise hat jeder Mensch zwei Nieren. Man findet die beiden Nieren rechts und links neben der Wirbelsäule, unterhalb des Zwerchfells. Sie liegen *retroperitoneal*, d.h. zwischen dem Bauchfell und hinterer Bauchwand.

Die linke Niere steht gewöhnlich ca. 1,5 cm höher als die rechte (aufgrund des Raumbedarfs des rechten Leberlappens). Man unterscheidet an ihnen einen oberen und einen unteren Pol, sowie eine Vorder- und eine Rückseite. Bei Rückenlage des Patienten findet sich der obere linke Nierenpol in Höhe des 2. Brustwirbels (BWS) und der untere in Höhe des 2.–3. Lendenwirbels (LWS). Bei tiefer Einatmung können beide Nieren unter Umständen bis zum Darmbeinkamm hinunter sinken. Umgekehrt können sie auch etwas aufsteigen.

Die linke Niere liegt unterhalb der Milz. An dem oberen Pol der Nieren befindet sich jeweils eine **hormonaktive Nebenniere**. Da jede Nebenniere ihre eigene Fasenbefestigung hat, bewegt sie sich nicht zusammen mit der Niere.

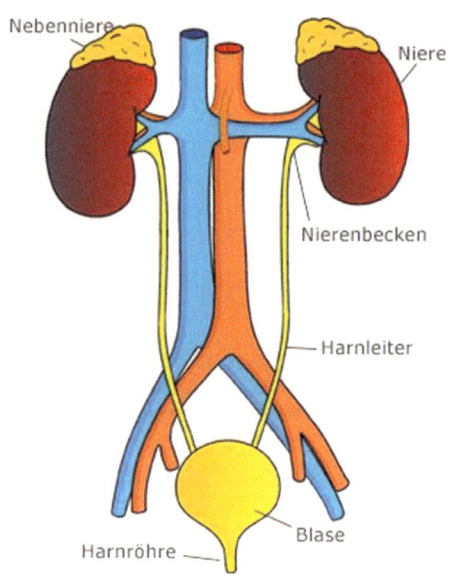

Nebenniere

Niere

Nierenbecken

Harnleiter

Harnröhre

Blase

Form und Größe

Die Nieren sind ein paariges bohnenförmiges Organsystem und sehen jeweils ungefähr wie eine Kidneybohne (mit medial konkaver Krümmung) aus. Etwas größer sind sie aber schon. Ihr Gewicht beträgt durchschnittlich 120–200 g. Sie sind rotbraun gefärbt etwa 4 cm dick, 7 cm breit und 11 cm lang, (**„4711"**). Die rechte Niere ist meistens ein wenig größer als die linke. An der der Wirbelsäule zugewandten Seite befindet sich der **Nierenhilus** (Nierenpforte), eine tiefe Einziehung (die innere Krümmung der „Bohne"). Er ist die Durchtrittstelle für die Nierenarterie, Nierenvene, Lymphgefäße, Nerven und den Harnleiter (Ureter). Hier liegt auch das Nierenbecken, das den aus den Nieren kommenden Harn sammelt und über den Harnleiter zur Harnblase leitet.

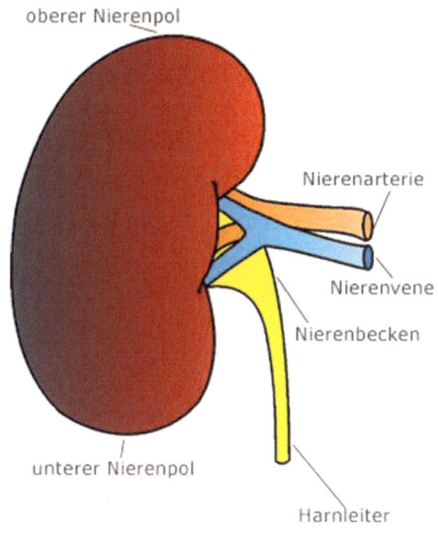

oberer Nierenpol

Nierenarterie

Nierenvene

Nierenbecken

unterer Nierenpol

Harnleiter

Bau der Nieren

Die Nieren sind vollständig von einer bindegewebigen Haut – der **Nierenkapsel** – umgeben, in die (Stütz)fett eingelagert ist. Das Stützfett dient als Wärmeschutz, Polster, es soll die Nieren vor Erschütterungen bewahren und ihre Lage im Körper stabilisieren. Dabei handelt es sich um das so genannte braune Fett oder Baufett, das im Gegensatz zum gelben Fett (das sich bei Übergewicht an den üblicherweise von außen sichtbaren Stellen ansammelt) in seiner Masse stabil bleibt und nicht den ernährungsbedingten Schwankungen unterliegt. Nur in einem Zustand größter Not für den Körper, z. B. bei einem extrem ausgeprägten und langandauernden Hungerzustand, greift der Körper diese so wichtige (bauliche) Reserve an.

Bei starker Abmagerung (z. B. Magersucht) wird dieses Fett eingeschmolzen. Abnorme Verschieblichkeit der Nieren ist die Folge. Es kann dann zum Absinken der Nieren und zu einer Behinderung des Harnabflusses kommen (Senkniere oder Ren mobilis). Dann besteht die Gefahr einer Harnleiterabknickung! Ist die Senkniere angeboren, sprechen wir von einer Wanderniere.

Die Nieren sind über ihre Hüllen an der hinteren Körperwand befestigt. Dieser Kontakt ist aber nicht so stark, wie das bei anderen Organen der Fall ist. Andere Organe innerhalb der Bauchhöhle z. B. der Darm, die Leber oder der Magen, werden von Bauchwandschlingen an der Bauchwand festgehalten. Diese Bauchwandschlingen werden Mesenterium (Gekröse) genannt. Weil die Nieren aber nicht vom Bauchfell umgeben sind, können sie auch nicht so gehalten werden. Das ist auch der Grund dafür, dass die Nieren empfindlich gegenüber Erschütterungen sind.

Deshalb sollten Motorradfahrer immer einen Nieren- oder Beckengurt tragen. Dieser Gurt ist – wie oft angenommen wird – nicht dazu da, die Nieren von Zugluft zu schützen. Er soll vielmehr die vielen kleinen und manchmal auch großen Erschütterungen während des Fahrens ausgleichen und die Nieren an ihrem Platz halten.

Zusammenfassung:
Jeder Mensch besitzt zwei Nieren. Sie liegen links und rechts neben der Wirbelsäule und dicht unter dem Zwerchfell. Die Nieren sind über ihre Hüllen an der hinteren Körperwand befestigt. Der obere Pol der linken Niere befindet sich (im Liegen) auf der Höhe der 11. Rippe, der untere Pol ungefähr auf der Höhe des 2 bis 3. Lendenwirbels. Die rechte Niere liegt etwas tiefer. Beim stehenden Menschen senken sich die Nieren ein wenig herab. Während der Atmung verschieben sich die Nieren: Nach unten bei der Einatmung und nach oben bei der Ausatmung.

Nebennieren

Eigentlich haben Nieren und Nebennieren nichts miteinander zu tun. Sie haben völlig verschiedene Aufgaben. Die Nebennieren haben ihren Namen nur deshalb, weil sie wie kleine Hütchen auf den oberen Polen der Nieren sitzen. Die beiden Nebennieren sind lebenswichtige kleine, pyramidenförmige Hormondrüsen.

Harnleiter (Ureter)

Die beiden Harnleiter sind ca. 25 cm lang, muskulöse Schläuche (glatte, spiralförmig gedrehte Muskulatur), die das Nierenbecken mit der Harnblase verbinden. Die Muskelschicht besteht aus glatten Muskelfasern, die vom vegetativen Nervensystem (VNS) versorgt werden. Durch wellenförmig fortschreitende Wandbewegung (Peristaltik) befördern sie den Harn. Allein der Schwerkraft kann der Urintransport nicht überlassen werden, da sich sonst der Urin im Liegen im Nierenbecken anstauen würde!

Beide Harnleiter münden seitlich von hinten in die Harnblase ein. Da sie schräg durch die Blasenmuskulatur durchtreten (**Ureterschlitz**), entsteht ein ventilartiger Druckverschluss. Dieser öffnet und schließt sich, um den Urin in die Harnblase einfließen zu lassen. Aber er verhindert gleichzeitig ein Zurückströmen des Urins. Durch den Innendruck der Harnblase wird der in der Blasenwand gelegene Teil des Harnleiters zusammengepresst. Die Peristaltik der Harnleiter muss den Harn durch diese Enge hindurchpressen. Pro Minute laufen ca. 2−3 peristaltische Wellen über den Harnleiter. Der Urin tropft stetig vom Nierenbecken durch die Harnleiter in die Harnblase.

Es gibt 3 Engpässe des Harnleiters:
- kurz unterhalb des Nierenbeckens (am Abgang aus dem Nierenbecken)
- an der Überkreuzungsstelle mit den großen Blutgefäßen des Beckens (Vv. Iliacae)
- am Eintritt in die Harnblase

An diesen Stellen können sich leicht **Nierensteine** einklemmen. Dabei wird die Harnleiterwand schmerzhaft aufgedehnt, so dass sich die Muskulatur des Harnleiters „krampfartig" bemüht, den Stein weiterzutransportieren. Dadurch kommt es zu kolikartigen Schmerzen→ die **Nierenkolik**.

Harnblase (Vesica urinaria)

Sie liegt im kleinen Becken hinter der Schambeinfuge (**Symphyse**). Die Harnblase ist ein Hohlorgan aus glatter Muskulatur und ist innen mit Schleimhaut überzogen. Hier wird der Urin gesammelt, der von den Nieren produziert und über Nierenbecken und Harnleiter zur Blase transportiert wird. Ab einem bestimmten Füllungszustand melden Dehnungsrezeptoren der Blasenschleimhaut den Harndrang.

Die Harnblase hat normalerweise ein Fassungsvermögen von ca. ½ Liter (max. 700 ml, Harndrang ab 200 ml; bei Harnverhalten Stauung möglich bis 1,8 L Füllung!). Aus der Blase verläuft die Harnröhre. Die Mündungsstellen der beiden Harnleiter und die Austrittsstelle der Harnröhre bilden ein Dreieck → das **Blasendreieck** (Trigonum vesicae). Hier ist die Schleimhaut fest mit der Muskulatur verbunden und bleibt immer faltenlos. Dies begünstigt den Fluss des Urins.

Miktion (Blasenentleerung)

Dass eine gesunde Harnblase so funktioniert, wie wir es erwarten, ist das Werk mehrerer Muskeln (**Detrusor vesicae**) mit unterschiedlichen Aufgaben. Der Abfluss des Harns wird durch 2 Ringmuskeln (Schließmuskeln, Sphinktern) gehemmt! Der obere Ringmuskel liegt am Harnblasenhals (am oberen Ende der Harnröhre) und arbeitet unwillkürlich. Der untere Ringmuskel (am unteren Ende der Harnröhre) wird von der Beckenbodenmuskulatur gebildet und arbeitet willkürlich. Bei Entspannung des willkürlichen Sphinkters öffnet sich reflektorisch auch der unwillkürliche Sphinkter. Die Entleerung der Harnblase wird über das vegetative Nervensystem (VNS) selbsttätig gesteuert. Wir können jedoch über die Ringmuskelsphinkter der Entleerung entgegensteuern. Die Entleerung der Harnblase wird **Miktion** genannt. Das zentrale Nervensystem (ZNS) kann die Entleerung verzögern! Vorerst verhindert der untere Ringmuskel (Sphinkter) eine

Harnblasenentleerung. Kommt es jedoch zu einem verstärkten Harndrang, desto heftiger wird die willentliche Anstrengung die Harnblasenentleerung zu vermeiden. Wird schließlich die Kraft des unteren Schließmuskels (Sphinkters) überschritten, erfolgt eine *unwillkürliche* Harnentleerung. *Siehe auch Inkontinenz*

Detrusor vesicae (musculus detrusor)
(lat. „*detrudere*" = fortdrängen)
Es ist eine zusammenfassende Bezeichnung für die Muskulatur, die die Entleerung der Harnblase bewirkt.

Normalerweise wird aber die Miktion *willentlich* ausgelöst durch folgenden Vorgang:
• Kontraktion (Zusammenziehung) der Harnblasenwand
• somit kommt es zur Aufdehnung des oberen Schließmuskel
• der untere Schließmuskel erschlafft willentlich
• und der Urinabfluss wird durch eine Kontraktion der Bauch- und Beckenmuskulatur unterstützt.

Harnröhre (Urethra)

Die Harnröhrenschleimhaut weist zahlreiche Schleimdrüsen auf. Sie ist lediglich eine Röhre, d.h. der Urin kann durch die Harnröhre abfließen (Miktion). Beim Wasserlassen entspannen wir den willkürlichen Sphinkter, der unwillkürliche entspannt sich dadurch automatisch mit (reflektorisch) und der Urin kann abfließen → es findet **keine** Peristaltik statt! Beim Mann ist die Harnröhre ca. 20 – 25 cm lang und mündet an der Eichel. Bei der Frau ist die Harnröhre ca. 5 cm lang und mündet in den Scheidenvorhof. Die Auskleidung der weiblichen Harnröhre ist (genau wie bei der Scheidenschleimhaut) hormonellen Einflüssen unterworfen. Die Öffnung der Harnröhre ist nur unzureichend gegen Verunreinigungen (Kontaminationen) aus Scheide und After geschützt, wodurch es bei Frauen eher zu Verunreinigungen mit entzündlichen Reizungen kommen kann. Da bei der Frau auch die Harnröhre bedeutend kürzer ist als beim Mann, kommt es auch hier eher zu einer Entzündung der Harnblase, da die mikrobiellen Verunreinigungen einen kürzeren Weg hinauf in die Harnblase haben.

Übergangsepithel

Im Nierenbecken, Harnleiter, Harnblase und in Teilen der Harnröhre befindet sich eine „Sonderform des mehrreihigen Epithels", das Übergangsepithel. Es besteht aus 3 Zellarten, die unterschiedlich hoch und in 3 Reihen übereinander angeordnet sind. Deshalb nennt man es mehrreihig im Gegensatz zum mehrschichtigen Epithel. Alle 3 Zellarten fügen sich mit Füßchen an der Basalmembran ein.

Die bis zur Oberfläche des Epithels aufsteigende Zellschicht produziert einen Schleim, der das Übergangsepithel vor dem Urin schützt.

Nierenparenchym (Innere Struktur)

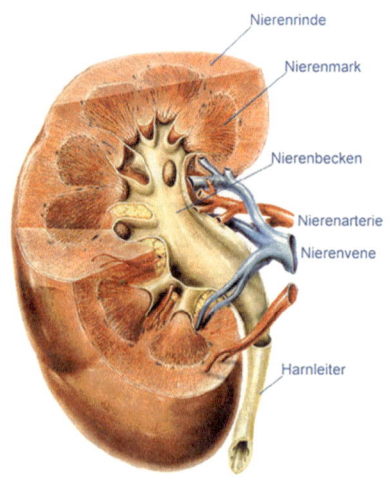

Nierenrinde

Nierenmark

Nierenbecken

Nierenarterie
Nierenvene

Harnleiter

Die Niere ist in 2 Schichten gegliedert. Sie besteht außen aus einer braun-rosa **Nierenrinde** (Cortex renalis) und innen aus einer Reihe parenchymatösen (organspezifischer) Keile, die in Form von Pyramiden angeordnet sind und kollektiv als **Nierenmark** (Medulla renalis) bezeichnet werden. Die Spitzen der Markpyramiden werden **Nierenpapillen** (Papilla renalis) genannt. Das Nierenparenchym, das von einer Papille versorgt wird, nennt man **Nierenlappen** (Renculus).

Über die Nierenpapillen stülpen sich schlauchartig die **Nierenkelche** (Calix renales). Hier wird der fertige Harn aufgefangen und in den Sammelraum des Nierenbeckens weitergeleitet. Nierenkelche und Nierenbecken gehören schon zu den ableitenden Harnwegen.

Schneidet man die Niere auf, so kann man 3 Anteile unterscheiden:
- Nierenrinde (Cortex renalis)
- Nierenmark (Medulla renalis)
- Nierenbecken (Pyelon, Pelvis renalis)

Nierenrinde (Cortex renalis)

Die Rindensubstanz trennt die Pyramiden von der Oberfläche. Sie enthält ca. 1 – 3 Mio. **Nierenkörperchen** (Nephrone) mit 10 km (!) **Nierenkanälchen** und die gewundenen Abschnitte der Harnkanälchen (proximale und distale Tubuli). Außen ist die Rinde von einer bindegewebigen Kapsel umgeben.

Nierenmark (Medulla renalis)

Die **kleinste anatomische Einheit** heißt **Renculus** (Nierenlappen). Ein Renculus ist etwa pyramidenförmig. Das Nierenmark ist keine zusammenhängende Schicht, sondern besteht aus einzelnen Abschnitten → den Pyramiden (ca. 8 – 20 Stück pro Niere).

Die Pyramiden enthalten die **Sammelrohre** die von vielen Henleschen Schleifen umgeben sind. Sie dienen der Wasserrückresorption nach dem **Haarnadelgegenstromprinzip**. Die Henlesche Schleife ist eine Art Haarnadel und bildet an der Spitze der Haarnadel ein Konzentrationsmaximum aus. Unter Einwirkung von dem Hormon **ADH** (Adiuretin) kann aus dem parallel liegenden Sammelrohr Wasser durch die semipermeablen (halbdurchlässigen) Poren in den aufsteigenden Schenkel übertreten und so die Wasserausscheidung vermindert werden (Wasserrückresorption). Die Spitze der Pyramide ragt ins Nierenbecken vor und heißt **Papille**. Die Sammelrohre münden auf den Papillen ins Nierenbecken.

Nierenbecken (Pyelon, Pelvis renalis)

Das Nierenbecken ist ein Hohlraum. In jeder Niere münden 8 – 10 Nierenkelche ins Nierenbecken. Dort wird der Urin gesammelt. Die Nierenbecken sind unterschiedlich geformt (meist Bäumchen- oder Ampullenform). Sie bestehen aus glatter Muskulatur und sind mit Übergangsepithel ausgekleidet, welches den Transport des Urins unterstützt. Die Nierenbecken verjüngen sich am **Nierenhilus** (Nierenpforte) zum Harnleiter, über den der Endharn in die Harnblase fließt.

Das Fassungsvermögen des Nierenbeckens variiert von 3 – 8 ml. Das Nierenbecken gehört schon zu den ableitenden Harnwegen.

Zusammenfassung Nierenparenchym

Die Niere gliedert sich im Schnitt in Rinde (Cortex) und Mark (Medulla). Die ca. 1 cm breite Rinde liegt unmittelbar unter der Nierenkapsel. Sie besteht aus den Glomeruli und den gewundenen Anteilen der Tubuli. Das Nierenmark besteht aus 8 – 20 großen Markpyramiden, die durch die geraden Tubulusteile und die Sammelrohre gestreift erscheinen. Die Spitzen der Pyramiden werden auch Papillen genannt. Sie sind von den Nierenkelchen umgeben. Die Endabschnitte der Sammelrohre geben hier den Urin in das Nierenbecken ab.

Nephron

Die Niere setzt sich aus 1 – 3 Millionen tubulärer (röhrchenartiger) Strukturen zusammen, die Nephrone. Die Funktion der Nephrone besteht darin, die Zusammensetzung der Körperflüssigkeiten zu regulieren. Das Nephron ist die **kleinste funktionelle Einheit** der Niere.

Das Nephron „beginnt" mit einem Malpighi-Körperchen (Corpusculum renis). Dies ist ein kugeliges Gebilde von ca. 0,2 mm Durchmesser. Seinen Hauptanteil bildet der Glomerulus (= Glomerulum) – ein Knäuel kleinster Gefäße. Diese sind für die Rotfärbung verantwortlich, die den Glomerulus mit dem bloßen Auge als kleinstes granuläres (körniges) Knäuel erkennbar macht.

Der Glomerulus ist in die Bowman-Kapsel (Capsula glomeruli) eingestülpt. Diese kann man sich wie einen „Sack" aus einschichtigem Epithel vorstellen. Dieser „Sack" nimmt die Flüssigkeit auf, die durch die Glomerulusgefäße aus dem Blut abfiltriert wird.

Das Nephron wird gebildet durch:
- Nierenkörperchen (Glomerulum + Bowmann-Kapsel)
- Nierenkanälchen (Tubulus-Apparat)

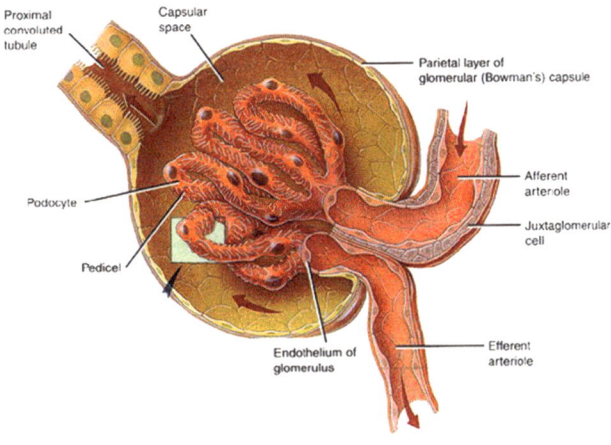

*Ein **Glomerulum** besteht, genau betrachtet, eigentlich nur aus Kapillarschlingen, die (regelbare) Löcher haben. Der Glomerulus ist sozusagen ein Sieb (ein Filter) mit sehr kleinen Poren. Durch diese Poren wird das Blut gefiltert, so dass die größeren Bestandteile im Kapillarlumen bleiben. Die kleineren und alle wasserlöslichen Bestandteile werden abfiltriert. Das, was durch das Sieb des Glomerulums in die Bowman-Kapsel gelangt, ist ein Filtrat. Da die Löcher des Siebes so ultraklein sind → das Ultrafiltrat.*

Im **Nierenkörperchen** liegt das erste Kapillarknäuel der Niere. Hinein mündet als zuführende (afferente) Arteriole das Vas afferens. Dieses verengt sich bei hohem Blutdruck und läuft dann gegensätzlich zu dem normalen Blutkreislauf.
Hinaus zieht als wegführende (efferente) Arteriole das Vas efferens. Dieses erweitert sich bei niedrigem Blutdruck.
Die höchste Erhebung zwischen Vas afferens und Vas efferens, bzw. der Bereich, in dem die afferente Arteriole in den Glomerulus ein- und die efferente Arteriole austritt, nennt man Gefäßpol oder **Polkissen**. Diametral gegenüber liegt der Harnpol. An dieser Stelle verengt sich die Bowman-Kapsel zu einem abführenden Tubulus, den Beginn der Harnkanälchen. Der zweite gewundene Anteil des Harnkanälchens geht in das Sammelrohr über. Dieses mündet an der Pyramidenspitze in das Nierenbecken. Die gesamten Harnkanälchen sind von einem zweiten Kapillarnetz umspannt.

→ Vas afferens → 1. Kapillarknäuel in der Bowman-Kapsel →
Vas efferens → 2. Kapillarknäuel, das die Harnkanälchen umzieht
→ Nierenvene → Hohlvene.

Es gibt also zwei Kapillarnetze:
• das erste im Nierenkörperchen (im Glomerulum),
• das zweite befindet sich um die Nierenkanälchen herum (zur Rückresorption von Wasser).

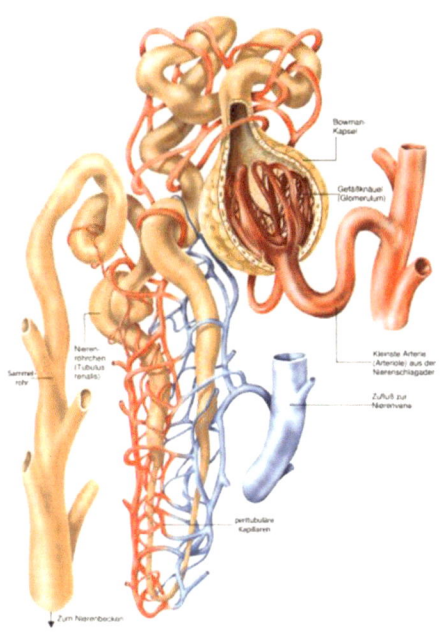

Blutversorgung der Nieren

Direkt von der Aorta zweigen sich die **zwei Nierenarterien** (Aa. renales) ab.

$1/3$ der Gesamtblutmenge des großen Blutkreislaufes fließt zur Niere bei jedem systolischen Auswurf! Ca. 15 x / Std. läuft das gesamte Blutvolumen durch die Niere (also eine permanente Wäsche!). Die Nierenarterien zweigen sich nach dem Eintritt in die Niere in immer kleiner werdende Gefäße bis hin zu den Glomerulumschlingen auf. Jede einzelne Nierenarterie (rechts und links) spaltet sich auf in interlobäre Arterien ➔ dann in Radialarterien, die sich in der Nierenrinde ausbreiten und zu den Nierenkörperchen führen.

Die Niere verfügt neben dem **Renin-Angiotensin-Aldosteron-System** (RAAS) noch über einen eigenen vasoregulatorischen Mechanismus, um auf veränderte Druck- oder Durchblutungsverhältnisse

23

über eine Änderung der Gefäßwiderstände reagieren zu können (Autoregulation). So ist gesichert, dass auch bei schwankendem Blutdruck die Durchblutung der Nieren annähernd konstant bleibt. Die Niere spielt als arterielles Kapazitätsgefäß eine wichtige Rolle bei der Zentralisation im Schockzustand. Durch den dabei verminderten Blutdruck (RR) kontrahieren sich die Gefäße der Niere (*sie ziehen sich zusammen*), um den wichtigeren Organen Herz und Gehirn mehr Blut zur Verfügung zu stellen. Unterschreitet der Blutdruck jedoch den kritischen Wert von ca. 80 mmHg systolisch, kann auch die Niere nicht weiter reagieren. Ihre Durchblutung nimmt ab und die Filtration versiegt (→ Schockniere).

Harnbildung

Zur Harnbereitung gehören 4 Arbeitsvorgänge:
1. glomeruläre Filtration (Filterung, Abpressen von Wasser aus dem Blut ins Glomerulum)
2. tubuläre Rückresorption von Wasser
3. tubuläre Sekretion von Stoffen, die der Körper ausscheiden will
4. tubuläre Rückresorption von Stoffen, die der Körper noch braucht

Alle Stoffe, die der Körper aufnimmt (Nahrung, Getränke, Gifte, etc.), gelangen irgendwann immer ins Blut. Die Nieren sind unsere Filterstation. Ihre Aufgabe besteht darin zu erkennen, welche Stoffe für den Organismus zuträglich und verwertbar sind und welche Abbauprodukte und Gifte ausgeschieden werden müssen. Für diese schwierige Aufgabe stehen den Nieren verschiedene Mechanismen zur Verfügung.

Man stelle sich ein mechanisches Sieb vor, in dem die Teilchen ab einer gewissen Größe zurückgehalten werden. Die Porengröße des Siebes ist genauso groß, dass das kleinste Eiweißmolekül noch gerade zurückgehalten wird. Danach folgen Osmose und das Haarnadelgegenstromprinzip (Henlesche Schleife).

Bei der **Osmose** kommt es zum Ausgleich zwischen Druck und Konzentrationsgefälle zweier Flüssigkeiten, die von einer semipermeablen Membran (halbdurchlässig) voneinander getrennt werden. Dabei sorgt das Gegenstromprinzip dafür, dass die beiden verschiedenen konzentrierten Flüssigkeiten immer wieder aneinander vorbeigeführt werden, wodurch es den Nieren im Bedarfsfall möglich ist, hoch konzentrierten Urin auszuscheiden (z. B. Morgen-Urin).
Bei diesem osmotischen Ausgleich geht es letztlich darum, dem Körper lebenswichtige Salze zu erhalten, wovon u. a. das Säure-Basen-Gleichgewicht (pH-Wert) abhängig ist. Alle biochemischen Reaktionen im Körper hängen von einem in engen Grenzen gehaltenen stabilen pH-Wert ab. Das Blut hält sich in der genauen Mitte (**7,35 – 7,45 Blut pH-Wert**).

Die Nieren und die Lungen sind die einzigen Organe im menschlichen Körper, die den Säure-Basen-Haushalt regeln können:
Die Niere kann selektiv (bzw. durch den proximalen Tubulus) je nach Bedarf, entweder Säurevalenzen (H+) oder Basenvalenzen (HCO3-) abgeben.
Die Lunge kann den Säuren-Basenhaushalt, durch Abgabe (Ausatmung) der Säurevalenz CO_2, beeinflussen.

Der proximale Tubulus kann nicht durch nervale Mechanismen geregelt, bzw. beeinflusst werden! Er arbeitet immer gleich (gut).

Primärharnbildung / glomeruläre Filtration
Die Harnbildung erfolgt im **Nephron**. Das Nephron (Filtrationseinheit) ist die **kleinste funktionelle Einheit der Niere**. Es kann aus dem Ultrafiltrat Urin „zaubern". Ein Nephron besteht aus

der **Bowman-Kapsel** und dem **Tubulus-Apparat**. Der Tubulus-Apparat ist ein relativ langer dünner Schlauch, der im Nierenparenchym drapiert ist. Es gehört alles zum Nephron, was aus dem Ultrafiltrat/Primärharn (die Flüssigkeit, die durch die Poren des Glomerulums abgesiebt wird) Endharn macht. Ein verschwinden der Nephrone führt zur Niereninsuffizienz.

Jede Niere enthält ca. 1–3 Million Nephrone. Jedes Nephron besteht aus einem Nierenkörperchen und den dazugehörigen Harnkanälchen (Tubulus-Apparat). Jedes Nierenkörperchen enthält ein Kapillarknäuel (Glomerulus), das von der Bowman-Kapsel umgeben ist. Das innere Blatt der Bowman-Kapsel umhüllt das Kapillarknäuel. Die zuführende Arteriole (Vas afferens) versorgt den Glomerulus mit Blut. Aus dem durch die Glomerulumschlingen fließenden Blutplasma wird durch den arteriellen Blutdruck ein sog. Ultrafiltrat – der Primärharn – durch die feinen Poren in den Kapillarwänden in die Bowman-Kapsel abpresst.

Durch die Porenöffnungen im Glomerulus können Wasser und kleinmolekulare Plasmabestandteile frei hindurch treten. Die Erythrozyten (rote Blutkörperchen) und die großen Moleküle (z.B. Bluteiweiße) können aufgrund ihrer Größe nicht durch den Filter des Glomerulus durch. Der Primärharn ist daher ein nahezu eiweißfreies Ultrafiltrat, welches kleine Moleküle in der gleichen Konzentration enthält, wie sie auch im Blutplasma vorkommen.

Während das Blut über eine ableitende Arteriole (Vas efferens) am Gefäßpol aus dem Glomerulus herausfliesst, läuft der Primärharn in die Bowman-Kapsel und am gegenüberliegenden Harnpol in das Harnkanälchen (Tubulus).

Die **glomeruläre Filtration ist somit abhängig von dem Blutdruck.** Er treibt die Substanzen durch die Poren des Siebes. Wenn der Blutdruck systolisch unter 90 mmHg absinkt, ist eine effektive Filtration nicht mehr möglich (→ prärenale Niereninsuffizienz). Jedoch kann ein zu hoher Druck die zarten Glomerulumschlingen zerreißen. Deshalb sind autoregulative Arteriolen den Glomerulumkapillaren vorgeschaltet. Bei einem höheren Blutdruck ziehen sie sich automatisch zusammen, so dass der systolische Druck nicht 190 mmHg übersteigt.

> Die **glomeruläre Filtrationsrate** ist die Menge an Flüssigkeit, die in einer bestimmten Zeit durch alle Glomeruli abgefiltert wird. Sie beträgt ca. 120 ml/min oder 170–180 L/Tag. Die filtrierte Flüssigkeit nennt man Ultrafiltrat oder Primärharn.

Innerhalb von 24 Stunden fließen **1500 Liter** Blut durch beide Nieren, davon werden **ca. 170–180 Liter Primärharn** abfiltriert bzw. abgepresst. Der Filtrationsdruck entsteht durch den arteriellen Blutdruck. Zusätzlich haben die wegführenden Kapillargefäße einen kleineren Querschnitt als die zuführenden, was den Druck erhöht.

Blutdruck (RR) in Glomeruli	**= 70 mmHg**
minus Kapseldruck	= 5 mmHg
minus kolloidosmotischer Druck	= 30 mmHg
Filtrationsdruck	**= 35 mmHg**

Dem Blutdruck wirkt der Resorptionsdruck entgegen. Dieser setzt sich zusammen aus dem Druck der Kapsel, die den Glomerulus umgibt (Zellen als Filtrationsbarriere) und dem kolloidosmotischen Druck (dem Druck der Bluteiweiße). Bluteiweiße passen nicht durch die Poren der Glomerulumschlingen. Sie binden Wasser und wirken so der Filtration entgegen. Die Filtration ist demnach ein rein passiver Vorgang, der nur vom Druckunterschied abhängig ist (passiv in der Bowman-Kapsel, aktiv im Tubulus-Apparat).

Wenn der Blutdruck unter 90 mmHG absinkt passiert folgendes:
• die Resorptionsleistung des proximalen Tubulus sinkt.

- weiterhin hat das Filtrat zu wenig „Schwung" um durch das ganze Tubulus-System zu kommen, es versackt sozusagen auf halber Strecke.

Deshalb gibt es im weiteren Verlauf noch einmal eine Art Rückmeldestation: die **Macula Densa** des distalen Tubulus meldet dem Polkissen des Vas afferens, ob genügend Druck (Blutdruck, glomerulärer Filtrationsdruck) vorhanden ist. Im Falle, dass der Blutdruck/Filtrationsdruck unter 90 mmHg liegt, wird Renin ausgeschüttet.

Weiterhin produziert die Niere auch das **Hormon Bradykinin**, welches den Blutdruck senken kann.

Der **Primärharn** enthält noch viele wertvolle Substanzen, die im Körper benötigt werden (z. B. Glucose und Aminosäure). Diese Substanzen werden im proximalen Tubulus rückresorbiert, während hier gleichzeitig ausscheidungspflichtige Substanzen, die nicht abfiltriert worden sind und noch im Kapillarsystem verblieben sind, in das Lumen des Tubulus abgegeben werden können (z. B. Sekretion von Antibiotika).

Endharnzubereitung/tubuläre Aktion:

Das äußere Blatt der Bowman-Kapsel geht am Harnpol in den Tubulus (Harnkanälchen) über. Der Tubulus-Apparat beginnt mit dem proximalen Tubulus (in der Nähe gelegenen). Es folgen die Henlesche Schleife und der distale Tubulus (entfernte Teil).
In ein Sammelrohr münden jeweils mehrere Nephrone. Die Sammelrohre vereinigen sich zu größeren Papillengängen, in denen der Harn zur Nierenpapille der betreffenden Markpyramide fließt. Der Primärharn (170–180 L/Tag) gelangt aus der Bowman-Kapsel in den Tubulus-Apparat. Da ein Wasserverlust von 180 Liter für den Körper zu viel wäre, wird im Tubulus-Apparat Wasser rückresorbiert. Dieser Vorgang wird als Endharnherstellung bezeichnet.

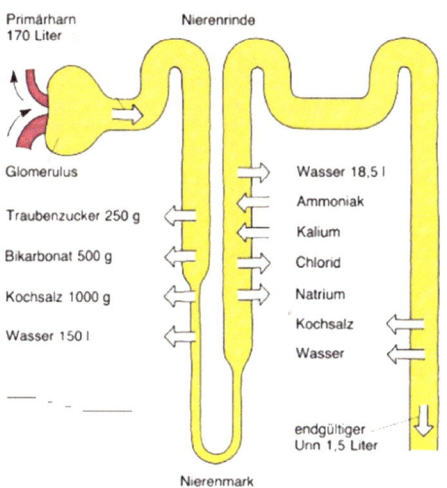

Der Tubulus-Apparat wird in 4 Abschnitte eingeteilt:

- **Hauptteil**: der sich direkt an das Nierenkörperchen anschließende **proximale Tubulus** ist der „fleißigste Teil" (auch **proximales Konvolut** genannt): er ist ca. 1,5 cm lang, am Anfang geknäuelt und das letzte Ende ist gerade. Der geknäulte Abschnitt ist so angeordnet, dass Kapillaren aus dem 2. Kapillarsystem der Niere (dasjenige Kapillarsystem, das auf die Glomerulumschlingen folgt) sich parallel zu den Tubulus-Schlingen anordnen. Der proximale Tubulus kann daher 80% brauchbare Substanzen (z.B. Elektrolyte, Glucose, Aminosäuren, Wasserstoffionen) aus dem Tubulus-Lumen ins Blut transportieren (Resorption) und unbrauchbare (Harnstoff, Harnsäure, Kreatinin, abgebaute Medikamente) hinaus bzw. im Tubulus-Lumen belassen (Sekretion) mit Hilfe der **Natriumpumpe**. Er macht die **Hauptarbeit**. Die Leistung ist abhängig von der **glomerulären Filtrationsrate**. Er resorbiert aus dem Ultrafiltrat das meiste Wasser sowie Na+ (Natrium) und HCO3- (Basenvalenzen, Bikarbonat). Im Austausch dazu wird H+ (Wasserstoff) und Cl- (Chlorid) in das Tubulus-Lumen abgegeben. Natrium wird aus den Tubuli von den Zellwänden aktiv in die umgebenden Kapillaren gepumpt. So entsteht ein osmotisches Druckgefälle und Wasser folgt passiv nach (anscheinend keine hormonelle Beteiligung).

Der proximale Tubulus ist der Teil der Niere, der erkennt, welche Substanzen „gut" und welche „schlecht" sind. Welche Substanzen also ausgeschieden werden müssen und welche zurück ins Blut sollen. Im proximalen Tubulus finden also die brauchbaren Stoffe (Glucose, etc.) ihren Weg zurück ins Blut (Rückresorption). Große, ausscheidungspflichtige Moleküle, die nicht durch die Poren des Glomerulumfilters gepasst haben (z.B. Antibiotika) können ins Tubulus-Lumen hinausbefördert werden (Sekretion).

- **Überleitungsteil**: das Ende des proximalen Tubulus zieht ca. 1 cm lang gestreckt (gerade) markwärts und bildet die Henlesche Schleife, indem er direkt papillenwärts läuft und nach einer haarnadelförmigen Kurve wieder in gerader Linie zum Gefäßpol seines Nierenkörperchens zurückkehrt.
Die Henlesche Schleife dient der Wasserrückresorption nach dem Haarnadelgegenstromprinzip:
Die Henlesche Schleife (eine Art Haarnadel) bildet an ihrer Spitze ein Konzentrationsmaximum aus. Unter Einwirkung von dem Hormon ADH (Adiuretin) kann aus dem parallel liegenden Sammelrohr Wasser durch die semipermeablen Poren in den aufsteigenden Schenkel übertreten und so die Wasserausscheidung vermindert werden (Wasserrückresorption).

Der gerade Abschnitt des proximalen Tubulus + das Überleitungsstück + der gerade Abschnitt des distalen Tubulus bilden die Henlesche Schleife. Die Henlesche Schleife resorbiert nach dem **„Haarnadelgegenstromprinzip"** Wasser aus dem Sammelrohr.

- **Mittelteil**: distaler Tubulus: ca. 2,3 cm lang, besteht aus einem geraden und einem distalen geknäulten Abschnitt (distales Konvolut).

Der geknäulte Abschnitt führt zum Glomerulum zurück. An der Kontaktstelle zum Vas afferens bildet der distale Tubulus besonders dichte Zellen aus, die **Macula Densa (juxtaglomerulärer Apparat)**. Der distale Tubulus dient der „Feinstellung" und beeinflusst den Bestand des Körpers an Natrium (Na+), Kalium (K+) und Säurevalenzen (H+). Er ist somit an der Regulation des Wasserhaushaltes beteiligt. Die Information, was der Körper gerade benötigt, bekommt der distale Tubulus über das Hormon Aldosteron. Dieses wird ausgeschüttet wenn der Körper in einen Wassermangel zu kommen droht und/oder wenn der Blutdruck absinkt (RAAS). Durch das Aldosteron wird der distale Tubulus davon informiert, wie viel Wasser im Körper benötigt wird. Wenn viel Wasser gebraucht wird, resorbiert der distale Tubulus viel Na+ (mit seinem Hydrat-Wassermantel) und scheidet im Gegenzug viel K+ und H+ aus.

Verbindungsstück: verbindet den distalen Tubulus mit dem Sammelrohr.

Juxtaglomerulärer Apparat
(lat. juxtaglomerulär = dicht neben dem Gefäßknäuel)
Macula Densa + Vas afferens + Polkissen + ein paar **Mesangiumzellen** sind der **juxtaglomeruläre Apparat**. Er kann den Blutdruck durch Ausschüttung von **Renin** regeln.

Der juxtaglomeruläre Apparat liegt dort, wo sich die zuführende Arteriole (Vas afferens) und der distale Tubulus-Abschnitt berühren. Er dient der Selbstregulation der Niere. Er besteht zum einen aus der **Macula Densa** („dichter Fleck"). Sie ist eine Ansammlung von Zellen im aufsteigenden Teil der Henleschen Schleife am Übergang zum distalen Tubulus. Ihre Aufgabe besteht vermutlich in der **Messung der Natriumkonzentration**. Je nach Konzentration es Natriums beeinflussen diese Zellen die Durchblutung des Glomerulus. Zum anderen findet man juxtaglomeruläre Zellen, die an der Kontaktzone auf der Seite der Arteriolen liegen und das **Enzym Renin** bilden.

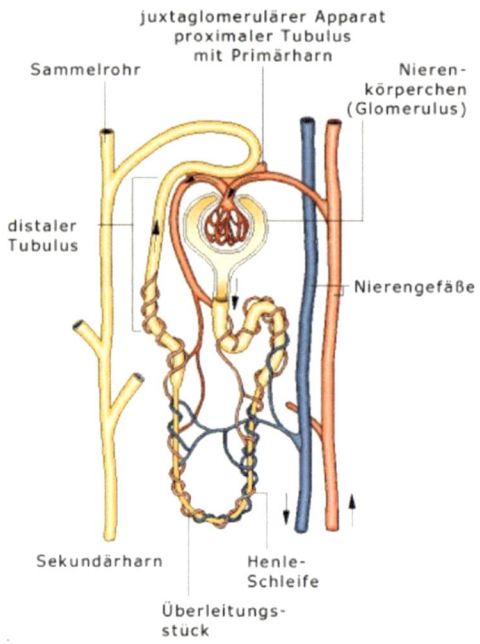

juxtaglomerulärer Apparat
proximaler Tubulus
mit Primärharn

Sammelrohr

Nieren-
körperchen
(Glomerulus)

distaler
Tubulus

Nierengefäße

Sekundärharn

Henle-
Schleife

Überleitungs-
stück

Natriumpumpe
(= ATPase = Adenosintriphosphatase)
ATPase ist ein **Enzym**, das mit Magnesium (Mg+) als Cofaktor ATP (Adenosintriphosphat) in ADP (Adenosindiphosphat) und in ein anorganisches Phosphat (P) spaltet. Dadurch entsteht Energie. ATPase ist membranständig. Es sitzt bei aktiven Transportvorgängen in der Zelle an dessen Zellmembran und hilft Natrium (Na+) aus und Kalium (K+) in die Zelle zu schleusen. Dies ist ein wichtiger energieliefernder Prozess im Organismus. Hier ist es wichtig für die Regulation des Wasserhaushaltes (Osmoregulation).

Das **Hormon ADH** (Adiuretin) aus dem Hypophysenhinterlappen ermöglicht in der Henleschen Schleife und im 2. gewundenen Anteil der Tubuli (distales Konvolut), dass weitere 18–19% Wasser aus dem Primärharn rückresorbiert werden (ADH wirkt auch noch im Sammelrohr!). *Bier und Kaffee z. B. beeinflussen die Hypophyse → diese reguliert dann zuwenig ADH → deshalb muss man dann soviel „Harn lassen".*

ADH – Antidiuretisches Hormon (Adiuretin)
Es verhindert die Ausscheidung von Wasser. Es holt Wasser ins Blut zurück; kontrolliert den Wassergehalt des Körpers; steigert die Wanddurchlässigkeit in distalen Tubulus und in den Sammelrohren für Wasser.
Wenn man viel trinkt wird weniger ADH ausgeschüttet → mehr Endharn.
Wenn man wenig trinkt wird mehr ADH ausgeschüttet → weniger Endharn

---

„Kranke" Niere:

Der Endharn fließt über die Sammelrohre durch die Öffnungen in den Pyramidenspitzen ins Nierenbecken. Wichtig für die Harnzubereitung ist eine ausreichende Durchblutung der Niere und dadurch ein reger Stoffaustausch zwischen Blutkapillaren und Tubuli. Reicht bei einer Minderdurchblutung (Arteriosklerose, Hypotonie) der Arbeitsdruck der Niere nicht mehr aus – sinkt also der Druck in den Blutgefäßen, kann nicht mehr genügend Harn abgepresst werden (pathologisch) – so produziert die Niere das Enzym Renin und schüttet es ins Blut aus, welches den Blutdruck durch Engstellung der Gefäße wieder ansteigen lässt (s. RAAS) → renale Hypertonie.

„Gesunde" Niere:

Der Blutdruck spielt für die Nierentätigkeit eine große Rolle. Die Niere reguliert körperliche Blutdruckschwankungen im Bereich der systolischen Werte zwischen 90 – 150 mmHg selbst über eine Autoregulation (obwohl 90 sehr niedrig und 150 sehr hoch ist, schafft die Niere es trotzdem!). Die afferenten Arteriolen können ihren Durchmesser genau regulieren und erhalten dadurch einen konstanten Arbeitsdruck in der Niere (bei Blutdruckabfall (Hitze)

Erweiterung des Lumens; bei Blutdruckerhöhung (Sport, Stress, Arbeit) Verengung des Lumens → Bayliss Effekt). Das Aldosteron aus der Nebennierenrinde veranlasst die Epithelzellen neben der Henleschen Schleife das Salz mit dem Wasser aufzunehmen.

Bayliss Effekt

Der Bayliss-Effekt ist eine nach dem britischen Physiologen Sir William M. Bayliss *(1860–1924)* benannte **Kontraktionsreaktion von Blutgefäßen** bei der **lokalen Steuerung des Blutkreislaufs** (Autoregulation) **zur Konstanthaltung der Durchblutung** eines Organs bzw. Gewebes. Ändert sich durch eine Blutdruckerhöhung die Wanddehnung einer kleinen Arterie oder Arteriole, so wird dies von einer Kontraktion der glatten Gefäßmuskelzellen beantwortet. Dadurch verringert sich der Gefäßradius und der Strömungswiderstand im Blutgefäß steigt (*Gesetz von Hagen-Poiseueille*). Bei einem Nachlassen des intravasalen Drucks (lat. intra = „innerhalb", vas = „Gefäß") geht die Gefäßmuskulatur wieder auf ihren ursprünglichen („basalen") Tonus zurück. Auf diese Weise kann auch bei stark schwankendem Blutdruck (im Bereich zwischen ca. 120–190 mmHg) eine konstante Durchblutung von Organen und Geweben aufrechterhalten werden.

Zusammenfassung

Die Glomeruli münden in den Tubulus-Apparat. Dieser mündet in die Sammelrohre und diese dann ins Nierenbecken. In ein Sammelrohr münden jeweils mehrere Nephrone. Die Sammelrohre vereinigen sich zu größeren Rohren, in denen der Harn zur Nierenpapille der betreffenden Markpyramide fließt.

Aus dem durch die Glomerulumschlingen fließenden Blutplasma wird ein Filtrat – **der Primärharn** – abgepresst. Durch die Porenöffnungen im Glomerulus können Wasser und kleinmolekulare Bestandteile frei hindurchtreten. Die Blutkörperchen und die großen Moleküle können durch den Filter des Glomerulus nicht hindurch (bei gesunder Funktion). Der Primärharn ist daher ein nahezu **eiweißfreies Ultrafiltrat.**

Pro Tag gelangen etwa 170 – 180 Liter in den Tubulus-Apparat.
Im Tubulus-Apparat wird der Primärharn in seiner Zusammensetzung verändert. 99 % des Wassers und der größte Teil der darin gelösten Stoffe (z. B. Elektrolyte, Aminosäuren, etc.) werden rückresorbiert und gelangen wieder in den Blutkreislauf. Nur 1 % des Primärharns (also etwa 1 ½ Liter) werden täglich als Endharn ausgeschieden.

Zur Harnbildung benötigt man also:
- Vas afferens (zuführende Arteriole)
- Nierenkörperchen (Glomerulus und Bowman-Kapsel) und die
- Harnkanälchen (Tubulus-Apparat)
- Vas efferens (wegführendes Gefäß)
- Sammelrohre

Renin-Angiotensin-Aldosteron-System (RAAS)

Bei Erkrankungen mit Minderdurchblutung der Niere und Absinken des Filterdruckes in den Glomeruli von 70 auf 50 mmHg (durch Natriummangel oder Minderdurchblutung infolge Hypovolämie = Verminderung der zirkulierenden Blutmenge) wird das Enzym Renin von den Nieren ausgeschüttet. Aus dem juxtaglomerulären Apparat stammt das Renin, was den Blutdruck regelt.

Renin wandelt das im Blutplasma vorhandene Angiotensinogen (ein in der Leber gebildetes Bluteiweiß / Globulin) in Angiotensin1 um. Dieses Angiotensin1 wird durch ein weiteres Enzym – das ACE (Angiotensin-Converting-Enzym) – in der Lunge in Angiotensin2 umgewandelt.

Angiotensin2 hat verschiedene Wirkungen:
- blutdrucksteigernde Sofortwirkung durch Engstellung der Gefäße und Wirkung auf den Sympathikus um damit akut einer Hypovolämie entgegenzuwirken.

- Blutdrucksteigerung im gesamten Körper. Die Niere erhält dadurch den passenden Arbeitsdruck (renale Hypertonie).
- Wirkung auf die Nebennierenrinde (NNR), die dann Aldosteron ausschüttet.

Das **Hormon Aldosteron** ist das wichtigste **Mineralkortikoid**! Es wirkt auf den Mineralstoffwechsel. Durch Aldosteron werden Natrium und Wasser zurückgehalten, wodurch der Blutdruck noch weiter ansteigt. Es fördert auch die Ausscheidung von Kalium und Wasserstoffionen. Auf diese Weise wird über den Elektrolythaushalt der Wasserhaushalt und damit die Blutmenge beeinflusst.

Reicht der Arbeitsdruck in der Niere wieder aus, stellt sie die Freisetzung von Renin wieder ein. Die Aldosteron-Freisetzung wirkt am distalen Tubulus. s. *Henry Gauer (Herz → Volumen → Diuresereflex!!)*

Aldosteron tauscht 3Na+ (*Natriumionen*) gegen 2K+ (*Kaliumionen*) und ein H+ (*Säurevalenz*) aus. Der Gewinn für den Körper besteht darin, dass 3Na+ mehr Wasser binden können als 2K+ und IH+.

Die hauptsächlichen Mechanismen, die aus dem Primärharn letztlich ausscheidungsfähigen Urin machen, sind elektrochemische Gleichgewichte. Daher ist es kein Wunder, dass es in der Niere nerval nicht viel zu regeln gibt: das Nierenparenchym enthält fast keine Nerven und ist damit auch nicht schmerzempfindlich!

Die Niere ist in ihrer Funktion also autonom!

Der Wasserhaushalt des Körpers wird v.a. durch die beiden Hormone ADH und Aldosteron geregelt. Kommt es im Körper zum Wasserverlust (starkes Schwitzen, Durchfall), schüttet der Hypophysenhinterlappen ADH aus. Das gelangt dann zur Niere und bewirkt dort eine verminderte Wasserausscheidung. Außerdem kommt es zu Durst (wodurch das Körperwasser aufgefüllt werden soll). Ist dagegen aber zuviel Wasser vorhanden, wird die Ausschüttung von ADH eingestellt und die Nieren scheiden vermehrt Wasser aus.

Besteht ein ADH-Mangel, kommt es zu Diabetes insipidus (Wasserharnruhr). Dabei werden pro Tag 3 – 15 Liter, manchmal 30 Liter Urin abgegeben! Durch den großen Wasserverlust haben die Patienten quälenden Durst.

> Bei Kreislaufversagen / Schock wirkt RAAS nicht mehr!!

Wasserhaushalt und Säure-Basen-Haushalt

Der osmotische Druck im Extrazellularraum wird hauptsächlich durch Kochsalz garantiert. Das Prinzip ist einfach: um Wasser in einem Raum halten zu können muss es gebunden werden. Die Bindung erfolgt durch Hydratbildung.

Kalium ist das dominierende intrazelluläre Ion (Ka+). Es liegt, wie alle Ionen, in einer wässrigen Lösung als Hydrat vor. Weil das H_2O-Molekül (Wasser) ein Dipol ist (die H-Seite des Wassermoleküls ist positiv geladen, die O-Seite ist negativ = +H2O-), zieht das positiv geladene Kaliumion (Ka+) die negativ geladene O-Seite (O-) des Wassermoleküls an. Ein Ion im Wasser hat also immer einen „**Wassermantel**". Das Ion mit dem Wassermantel nennt man Hydrat.

Ein Hydrat ist bildlich so vorstellbar, dass in der Mitte das Ion (Ka+) sitzt und um das Ion herum sitzen die Wassermoleküle mit ihrer negativen (O-) Seite wie die Stacheln eines Igels. Die nach außen ragenden Spitzen sind die positiv geladenen H+ Ionen. Somit kann jedes geladene Ion (ob positiv oder negativ), in einer wässrigen Lösung sich verbinden.

Die Kraft, mit der die H2O-Moleküle angezogen werden, nennt man den **osmotischen Druck**. Wenn eine Zelle viele Ionen besitzt, ist ein Mindestwasserbestand garantiert!

Um einen gleich bleibenden osmotischen Druck aufrecht zu erhalten, braucht man immer die gleiche Anzahl gelöster, geladener Ionen und damit immer die gleiche Menge Wasser. Im Körper ist der osmotische Druck in sehr engen Grenzen geregelt.

- im **Intrazellularraum** hält das Kalium (Ka+) das Wasser fest
- im **Extrazellularraum** ist es das Natrium (Na+).

Jedes geladene einzelne Ion ist im Körper ständig auf der Suche nach einem Partner (*wie im richtigen Leben* ☺).

Das zum Natrium (Na+) passende Ion ist das Chlorid (Cl-) = NaCl (Kochsalz). Wenn man viel NaCl zu sich nimmt, steigt kompensatorisch die Wassermenge im Extrazellularraum an → der Blutdruck steigt an. Bei intakter Nierenfunktion wird aber das überschüssige NaCl in wenigen Minuten wieder sekretiert (ausgeschieden).

Der intrazelluläre osmotische Druck wird von der Zelle selbst geregelt. Das Aldosteron kann nur das extrazelluläre osmotische Gleichgewicht (die Homöostase) beeinflussen!

Eine weitere Aufgabe des **Kaliums** ist die **Aufrechterhaltung des Ruhemembranpotentials**. Somit macht sich eine Störung im Kaliumhaushalt besonders an erregbaren Membranen bemerkbar (an Muskel- und Nervenzellen).

Jede Diurese steigert die Kaliumausscheidung. Bei jedem Wasserverlust wird das RAAS aktiviert, wobei es durch das Aldosteron dann zu einer vermehrten Resorption von Natriumionen (Na+) im Austausch gegen Kaliumionen (Ka+) und Säurevalenzen (H+) kommt (3Na+ = 2K+ + 1H+). Die häufigste Ursache für einen Kaliummangel sind Diuretika (z. B. bei einer ödemausschwemmenden Therapie).

Ein Kaliummangel macht sich durch eine Hyperpolarisation der Zelle bemerkbar:

- schlaffe Muskellähmungen (Schluckstörungen, Zwerchfelllähmungen, paralytischer Ileus)

- Störungen der Nervenfunktion (Bewusstseinsstörungen, Apathie, Koma)
- Herzrhythmusstörungen
- Darmatonie (Meteorismus)

Resorption und Sekretion im Tubulussystem:

- **Natrium**: >99 % der filtrierten Na+-Ionen werden resorbiert, nur <1 % werden im Urin ausgeschieden.

- **Kalium**: Für K+ gibt es sowohl sekretorisch als resorptiv wirkende Transportmechanismen. Je nach Aktivierung des einen oder anderen Transportweges überwiegt die Resorption oder die Sekretion. Einflussfaktoren: vermehrte Kaliumaufnahme über die Nahrung → verstärkte Sekretion, Blut-pH (Alkalose → erhöhte K+-Ausscheidung, Azidose → verminderte K+-Ausscheidung), Flussrate (erhöhte Flussrate, z. B. nach Diuretika-Einnahme → vermehrte K+-Sekretion)

- **Calcium**: Nur 50–60 % des Ca2+ im Plasma werden in der Niere filtriert, da ca. 40 % an Proteine gebunden ist. Vom filtrierten Ca2+ wird ca. 1 % mit dem Urin ausgeschieden. Der Calciumhaushalt wird hormonell gesteuert (Parathormon, Calcitonin, Vitamin D-Hormon sowie über die Plasmakonzentration).

- **Magnesium** wird zu 50–70 % in der Niere filtriert. Der Rest ist im Plasma an Proteine gebunden. Die Transportmechanismen sind noch nicht vollständig aufgeklärt. 5–10 % des filtrierten Mg2+ werden mit dem Urin ausgeschieden. Beeinflusst wird der Mg2+-Transport durch die Plasmakonzentration (vermehrte Zufuhr über die Nahrung, vermehrte Freisetzung aus Knochen → erhöhte Ausscheidung und umgekehrt).

- **Phosphat** wird praktisch frei filtriert und fast vollständig im proximalen Tubulus resorbiert. Phosphat unterliegt, ebenso wie Glucose, einem Schwellenwert (Nierenschwelle), oberhalb dessen es mit dem Urin ausgeschieden wird. Er liegt im Bereich der normalen Phosphat-Plasmakonzentration (im Gegensatz zu Glucose, hier liegt der Schwellenwert bei pathologischen Plasmakonzentrationen).

- **Glucose:** Die Blutglucose sollte die Nierenschwelle (180 mg %) nicht übersteigen. Die Serumglucose wird glomerulär filtriert und dann im proximalen Tubulus rückresorbiert. Bei einem Überschreiten der Serumkonzentration von über 180 mg % ist die Resorptionsfähigkeit des proximalen Tubulus überschritten und die Glucose erscheint im Urin.

- **Harnstoff:** die Harnstoffproduktion hängt von der Proteinaufnahme mit der Nahrung ab. Harnstoff wird frei filtriert, 50 % davon werden proximal wieder resorbiert (Diffusion und zusammen mit resorbiertem Wasser), der Rest im letzten Teil der Sammelrohre durch einen Harnstoffcarrier. Ein Teil des Harnstoffs diffundiert zurück in die Henle'sche Schleife, fließt wieder Richtung Sammelrohr (Kreislauf).

- **Harnsäure:** Endprodukt des Purinstoffwechsels, wird zu ca. 70 % renal und zu 30 % intestinal ausgeschieden. Harnsäure wird frei filtriert und v. a. im proximalen Tubulus wieder resorbiert, aber auch sezerniert.

- **Oxalat:** es entsteht im Aminosäurestoffwechsel und wird mit der Nahrung aufgenommen (z. B. Spinat, Rhabarber). Resorption und Sekretion im proximalen Tubulus.

Zusammenfassung: Aufgabe der Nieren

Die Nieren sind Wächter des inneren Milieus und übernehmen reinigende und regulierende Aufgaben. Sie regulieren die extrazelluläre Homöostase. Sie regeln sozusagen den Bestand des Körpers an kleinmolekularen Substanzen wie z. B. Wasser, Natrium, Kalium, etc.

Alle wasserlöslichen Substanzen können in ihrer Konzentration durch die Niere geregelt werden.

1. Harnbildung

Primärharnabpressung in den Glomeruli und Konzentration des Harns in den Tubuli. Die Nieren scheiden pro Tag ca. 1 ½ Liter Harn aus, der aus dem Blut abfiltriert wird.

2. Ausscheidung von Stoffwechselprodukten / Entgiftungsfunktion

Ausscheidung harnpflichtiger Substanzen wie **Harnstoff** (produziert von der Leber; Abbauprodukt des Eiweißstoffwechsels), **Harnsäure** (Abbauprodukt der Zellkerne von harnsäurepflichtigen Lebensmitteln; Endprodukt des Purinstoffwechsels) und **Kreatinin** (Produkt aus dem Muskelabbau) zur Blutreinigung. Sie hat somit auch Entgiftungsfunktion durch Ausscheidung von Fremdsubstanzen (z. B. Medikamente, Giftstoffe), nachdem diese in der Leber in eine unwirksame Form umgebaut wurden.

3. Regulierung des Wasserhaushaltes

über Adiuretin (ADH) aus dem Hypophysenhinterlappen.
Die Hauptaufgabe von Adiuretin ist die Regelung der Wasserrückgewinnung in den Tubuli. Es steigert dort die Wanddurchlässigkeit für Wasser und wirkt diuresehemmend. Zur Ausschüttung kommt es bei starkem Schwitzen, bei Wasserverlust und Durchfall. Gleichzeitig entsteht Durst *(die Psyche meldet „DURST", damit wir wieder auffüllen)*.

4. Kontrolle des Mineralstoff (Salz)-Haushaltes

über Aldosteron aus der Nebennierenrinde.
Aldosteron ist ein Mineralkortikoid, das die Rückresorption von Natrium und die Ausscheidung von Kalium im distalen Tubulus fördert. Es wird in einem mehrstufigen Prozess freigesetzt. Wenn Natrium rückresorbiert wird, folgt Wasser nach. Somit wird über Aldosteron der osmotische Druck konstant gehalten (kommt durch das Salz / Wasser-Verhältnis zustande).

5. Regulierung des Säure-Basen-Haushaltes.

Durch die Bildung und Ausscheidung von Salzen wird eine Übersäuerung gepuffert. Damit saure Stoffwechselprodukte sich nicht mit Natrium zu Salzen verbinden, bildet die Niere das basische Ammonium-Ion NH_4^+, das sich mit den Säuren dann zu Ammoniumsalzen verbinden kann. Diese Salze werden dann ausgeschieden

(Konstanthaltung des Blut-pH-Wertes, durch Ausscheidung eines mehr oder weniger stark sauren Urins).

6. Ausscheidung von Urobilinogen (Farbe vom Urin)

7. Hormonbildung (endokrine Funktion)

Erythropoetin:
Dieses Hormon wird im aufsteigenden Ast der Henleschen Schleife gebildet. Es wirkt aufs Knochenmark und regt die Stammzellen der Erythrozyten zu größerer Tätigkeit bzw. Teilungsrate an.

Kallikrein:
Dieses Hormon ist der Gegenspieler des Renins. Kallikrein wandelt das im Blut vorhandene Kininogen in Bradykinin um, worauf der Blutdruck sinkt und die Diurese (Wasserausscheidung) angeregt wird.

Renin:
Das Enzym Renin reguliert den Elektrolyt- und Wasserhaushalt und somit den Blutdruck. Es erhöht den Blutdruck über das Renin-Angiotensin-Aldosteron-System (RAAS). Renin wird aus dem juxtaglomerulären Apparat ausgeschüttet, wenn der glomeruläre Filtrationsdruck zu niedrig ist. Renin spaltet aus dem Eiweiß Angiotensinogen (stammt aus der Leber und ist immer im Blut vorhanden) ein paar Aminosäuren ab und verwandelt es in Angiotensin1 um. Das Angiotensin1 wird bei dem nächsten Durchgang durch die Lunge durch **ACE** (Angiotensin-Converting-Enzym) in Angiotensin2 umgewandelt indem wieder ein paar Aminosäuren abgespalten werden. Angiotensin2 verengt die Blutgefäße über das Nervensystem (Nervus Vagus) und bewirkt dadurch eine Erhöhung des Blutdruckes. Angiotensin2 aktiviert auch die Aldosteron-Ausschüttung durch die Nebenniere. Aldosteron bremst die Salz- und Wasserausscheidung über die Niere. Dadurch befindet

sich mehr Wasser im Blut, was eine Erhöhung des Blutdrucks zur Folge hat. *Nachlesen unter Endokrinum – Nebennierenhormone! Dass Renin ein Enzym ist – und* **kein** *Hormon, wie oft in der Literatur angegeben – kann man im Netter „Innere Medizin" nachlesen!*

Aktives Vitamin D3 (Calzitriol):

Es ist wichtig für den Knochenstoffwechsel. Calzitriol ist die aktivste Endstufe des Cholecalciferols (Vitamin D3). Neben Parathormon und Kalzitonin spielt Vitamin D3 eine wichtige Rolle im Kalzium-Phosphatstoffwechsel. Es bewirkt eine erhöhte Kalziumresorption aus dem Darm. Zur Bildung von Calzitrol müssen biochemische Stoffwechselschritte in der Leber und in der Niere ablaufen. Eine Niereninsuffizienz z.B. führt deshalb zu einer verminderten Bildung von Calzitrol.

Untersuchungsmethoden

Anamnese

Eine gute Anamnese ist schon fast die Diagnose!

Im Verhältnis zur Wichtigkeit und Vielzahl ihrer Aufgaben machen (auch die kranken) Nieren dem Organismus wenig zu schaffen. Die Nieren schmerzen meist nicht. Nur bestimmte Störungen können recht unangenehm sein und sogar Koliken bereiten, so z. B. bei einem Nierensteinleiden. Deshalb sollte (vor allem bei chronischen Leiden) die Anamnese so vollständig wie möglich sein, um alle relevanten Fakten zusammenzutragen.

Mögliche Symptome bei Nierenerkrankungen

Allgemeinbefinden:
- Müdigkeit, Abgeschlagenheit, Konzentrationsschwäche (bei chronischen Nierenerkrankungen und bei Anämie)
- Übelkeit, Erbrechen, Gastritis → durch den Anstieg der harnpflichtigen Substanzen (bei weit fortgeschrittener Niereninsuffizienz als Entlastungsversuch)

Schmerzen:
Druckgefühl oder Schmerzen in der Nierengegend:
- akut als Kolik (z. B. bei Harnleiterstein, typisch: Ausstrahlung ins Genitale)
- chronisch dumpfe Schmerzen im Nierenlager und im Kreuz (z. B. Pyelonephritis, Glomerulonephritis, Harnstau)
- *aber auch hinter abdominalen Schmerzen können sich Nierenerkrankungen „verstecken"*
- Kopfschmerzen: wegen Bluthochdruck (RR-Kontrolle!) und Vergiftung durch nicht ausgeschiedene harnpflichtige Substanzen (Pyelonephritis, Niereninsuffizienz)

Partnerprobleme:
Scheidung, Todesfall etc.

Gewichtszunahme:
Beim Nephrotischen Syndrom kann diese bis zu 20% des normalen Körpergewichts betragen!

Medikamente:
Aspirin, Phenazetin, etc.

Frühere Erkrankungen:
Gicht, Arthritis, Rheuma, Migräne, chronische Schmerzen, Diabetes mellitus, Schwangerschaft, Angina tonsillaris mit nachfolgender Glomerulonephritis.

Umfeld:
feuchte Wohnung, feuchter Arbeitsplatz, feuchtes Hobby.

Pruritus (Juckreiz):
Ikterus, harnpflichtige Substanzen, Diabetes mellitus, Urämie.

Urin:
Geruchsveränderung z.B. durch Bakterien oder durch die Nahrung. *Frischer gesunder Urin riecht nach Fleischbrühe.* Schaumiger (Eiweiß) oder wolkiger (Bakterien) Urin.

Inspektion

Ödeme (Wassereinlagerungen im Gewebe):
- Lidödem (Ober-/Unterlid) (z.B. Glomerulonephritis, Nephrotisches Syndrom, Niereninsuffizienz)
- beidseitige Ödeme am Knöchel vermehrt am Morgen (z.B. Nephrotisches Syndrom)
- aufgedunsenes Gesicht

Haut:

- schwarze Schatten unter den Augen, schmutziggraues Aussehen der Haut
- trockene Haut, verminderter Hauttugor (stehende Falten), braun-borkige Zunge
- Gesichtsblässe (z. B. Anämie durch Hämaturie, chronisches Nierenversagen)
- Blässe, Haut, Kratzspuren durch Juckreiz (Pruritus)
- Schweißbildung

Hände:

- Abknickung vom Ringfingernagelglied zum Mittelfinger → Disposition zu Nierenerkrankungen!
- mehrfache Aufwärtsstrichelung auf dem Mondberg lässt an eine Nierenschwäche denken.

Fingernägel:

- Halb-und halb Nägel (Weißfärbung der Nägel bis zur Hälfte des Nagels vom unteren Nagelbett ausgehend) kommen bei Harnvergiftung oder bei Niereninsuffizienz vor.
- dunkler Rand am Nagelmond lässt eine Stoffwechselstörung mit Nierenschwäche vermuten.

Hauttugor

Viele Nierenpatienten haben Exsikkose! Bei Niereninsuffizienz zeigt die Haut typische Störungen. Sie ist meist braun, schmutzig verfärbt, trocken und weist einen verminderten Hauttugor auf. Der Tugor ist der durch den intra- und interzellulären Flüssigkeitsgehalt bedingte Tonus des Körpergewebes. Er ist bei normalem Wasser- und Elektrolythaushalt prall elastisch. Ab 5 Liter Volumendefizit vermindert sich der Spannungszustand des Gewebes. Flüssigkeitsverluste nach innen kommen vor bei Aszites, Pleuraerguss, Gewebeödeme und bei Verbrennungskrankheiten. Verluste bei Nierenerkrankungen basieren häufig auf Natriummangel. Bei verminderten Hauttugor entstehen beim Zusammenschieben der Haut Falten. Die angehobene Hautfalte kann nur langsam wieder verstrichen werden. Durch Prüfung des Hauttugors und der Zungenfeuchtigkeit ist der Hydrationszustand des Körpers zu beurteilen. Die Zunge ist braun-borkig.

Palpation / Perkussion

Prüfen auf Schmerzempfindlichkeit durch Abtasten und Abklopfen der Nierenlager (mit lockerer Faust oder mit der Hand auf die flach aufgelegte Hand klopfen).

Blutdruckmessen → die Diastole ist meist bei renaler Ursache erhöht!

✋ **Achtung:**
nie direkt auf die Nieren klopfen, da dies für den Patienten sehr schmerzhaft ist!

Technische Untersuchung:

Ultraschall (Sonogramm, Sonografie)

Die Sonografie oder Ultraschall-Untersuchung ist die Anwendung von Ultraschallwellen zur Untersuchung von organischem Gewebe in der Medizin. Ein Sonogramm ist ein Bild, das mit Hilfe der Sonografie erstellt ist. Die Untersuchung arbeitet mit nicht hörbaren Schallwellen auf dem Echoprinzip, vergleichbar mit dem Echolot in der Seefahrt.

Das Sonogramm stellt die Lage und Größe der Niere und des Nierenbeckens dar und kann auch zum Nachweis von Steinen oder Zysten dienen.

Röntgen ohne Kontrastmittel

Hierbei können die Größe der Nieren, eine evtl. Verkalkung oder auch vorhandenen Harnsteine festgestellt werden.

Röntgen mit Kontrastmittel (Urographie)

Man spritzt Kontrastmittel und kann am Röntgenschirm sehen, wie schnell es ausgeschieden wird. Es stellt die Nierenkelche, das Nierenbecken, den Harnleiter und die Harnblase dar. Es ist geeignet, um Anomalien der Harnwege oder auch Harnsteine aufzudecken.

Abdomenleeraufnahme

Hierbei sind Nierenschatten zu erkennen. Am Nierenschatten erkennt man, wie groß die Nieren sind (→ Schrumpfniere?). Man kann die Lage der Niere erkennen (→ Wanderniere?).

Computertomographie (CT)

Im Computertomogramm wird die Größe der Niere und des Nierenbeckens, sowie die anatomische Lage der Niere dargestellt.

Nierenangiographie

Man spritzt Kontrastmittel in die A. renalis. Mit dieser Methode kann man abberierende Gefäße, z. B. bei Tumoren, gut sichtbar machen.

Isotopennephrogramm (Nierensequenzszintigraphie)

Eine Methode um die Funktion der beiden Nieren zu testen. Man verabreicht dem Patienten intravenös eine radioaktive, nierenpflichtige Substanz, die über die Nieren ausgeschieden wird. Dann misst man über einen Detektor die im rechten und linken Ureter auftretende Radioaktivität. Auch Lage, Form und Größe der Nieren, renale Durchblutungsstörungen, die Tubulusfunktion und die Entleerungsdynamik können hiermit untersucht werden.

Harnblasenspiegelung (Zystoskopie)

Es wird ein Blasenspiegel durch die Harnröhre in die mit sterilem Wasser gefüllte Harnblase geschoben um die Harnblasenwand zu betrachten. Feine Katheter (Ureter-Katheter) können sogar bis in das Nierenbecken hinaufgeschoben werden. Entweder um den

Nierenbeckenurin aufzufangen oder um das Kontrastmittel für die Urographie (Röntgen mit Kontrastmittel) einzubringen.

Nierenbiopsie
Bei der Biopsie wird mittels einer Punktion Gewebe am Lebenden entnommen. Diese wird meist zur Abklärung einer chronischen Entzündung der Nierenkörperchen (Glomerulonephritis) oder eines Nephrotischen Syndroms eingesetzt. Diese Nierenerkrankungen können nicht radiologisch oder mittels Ultraschall nachgewiesen werden! Auch Nierenzysten werden häufig punktiert. Das Punktat wird dann ins Labor zur bakteriologischen und zytologischen Untersuchung weggeschickt und befundet. So dient die Nierenpunktion weniger der Feststellung einer Erkrankung, sondern vielmehr der Sicherung der Verdachtsdiagnose und Festlegung einer adäquaten Therapie.

Urinfarbe
Sie kann von Medikamenten und Nahrungsbestandteilen beeinflusst werden. Der normale Urin ist goldgelb gefärbt. Diese Farbe kommt von einer (geringen) Konzentration von Urobilinogen. Wenn kein Urobilinogen vorliegt ist der Urin entfärbt (farblos).

Farblos + klarer Urin: → große Wasserausscheidung (großes Harnvolumen)
- Diabetes mellitus
- Diabetes insipidus (heller, wenig konzentrierter Urin)
- beginnendes Nierenversagen (Verlust der Konzentrationsfähigkeit, strohgelber Harn)
- Medikamente: Diuretika

Farblos und trüber Urin:
- Eiterbeimengung (Pyurie) → Urin riecht. Deutet auf Infektionskrankheiten des Urogenitalsystems hin

- Beimengung von Lymphe (Chylurie), selten, bei anatomischer Anomalie der Lymphbahnen mit Anschluss an das Nierenbecken. Lymphabflussstörungen bei Lymphknotenmetastasen.
- Beimengungen von Vaginalsekret
- erhöhte Kristallkonzentration (Phosphate, Urate). Hinweis auf evtl. Steinleiden
- Lipidurie: bei schweren Nierenerkrankungen, bei Verunreinigungen mit Salben / Zäpfchen

Roter Urin:
- Hämaturie (trüber Urin) → Blutung der ableitenden Harnwege, bzw. massive Schädigung des Glomerulumfilters (Erythrozytenzylinder), Harnblasen- oder Nierentumor, Steinleiden, hämolytische Anämie
- Hämoglobinurie (klarer Urin) → entsteht bei der Hämolyse, hämolytische Anämie
- Myoglobinurie (klarer Urin) → bei Zerfall von Muskelfaserzellen
- Porphyrinurie (klarer Urin) → Porphyrie (Störung der Biosynthese von Häm mit Überproduktion)
- Rote Beete-Verzehr, Carotine
- Medikamente: Phenazetin (Analgetikum), Phenytoin (Antiepileptikum), Metronidazol + Nitrofurantoin (Antibiotikum), Sennesblätter

Brauner Urin:
- Bilirubinurie (gelbbraun) → der Urin schäumt beim schütteln (gelber Schüttelschaum)! Hinweis auf beginnende Hepatitis (intra- oder posthepatischer Ikterus)
- Urobilinogen (rotbraun) → hämolytischer Ikterus (alle Krankheitsbilder die mit einer Hämolyse einhergehen)
- Medikamente: Chinin und Chloroquin (Antimalariamittel)
- Morbus Addison (stark konzentrierter Urin mit geringem Harnvolumen)
- Porphyrinurie → bei Überproduktion von Häm (Porphyrie)

Grüner Urin:
- Biliverdin (Bilirubin-Vorstufe), Galle
- Medikamente: Triampteren (Diuretikum), Mitoxantron (Krebsmedikament)
- Blaue Lebensmittelfarben (erscheinen im gelben Urin grün)
- Grüngelbliche Fluoreszenz nach Einnahme von Multivitaminpräparaten (Riboflavin).

Schwarzer Urin:
- Hämoglobin (Nachdunkeln) bei massiver Hämolyse (z.B. Malaria)
- im Verlauf eines malignen Melanoms (Melanin)
- bei der Aminosäureerkrankung Alkaptonurie (Stoffwechselstörung von Phenylalanin)

Blutuntersuchung

Die Blutuntersuchung ist bei dem Verdacht auf eine Nierenerkrankung **unerlässlich**, da herausgefunden werden muss, ob die Nieren in der Lage sind, die harnpflichtigen Substanzen aus dem Blut herauszuholen und auszuscheiden. Deshalb sollten unbedingt Kreatinin, Harnstoff und Harnsäure bestimmt werden!

Blutlabor
- Blutsenkung (beschleunigt bei Entzündungen)
- Leukozyten (erhöht bei bakterieller Infektion)
- Hämoglobin (renale Anämie bei chronischer Niereninsuffizienz)
- Blut-pH-Wert
- Kalium
- Natrium
- Calcium
- Kreatinin
- Harnstoff (erhöht bei Urämie)

Harnuntersuchung:

Der Harnuntersuchung kommt eine große diagnostische Bedeutung bei der Aufdeckung von Nierenerkrankungen zu, da praktisch jede Harnwegserkrankung den Urin in irgendeiner Weise verändert. Zwei einfache Methoden hierzu sind die **3-Gläser-Probe** und der **Urin-Stix-Test** (Teststreifen). Die Teststreifen sind unproblematisch in der Handhabung und liefern schnelle zuverlässige Aussagen bei bestimmten Veränderungen. Man benutzt sie als „Vorfelddiagnostik" und zur Kontrolle des Krankheitsverlaufs.

Eine weitere Untersuchungsmöglichkeit bietet das **Urinsediment** (Harnsediment). Das Harnsediment ist sozusagen der Bodensatz des Urins. Die mikroskopische Untersuchung des Sediments dient zum Nachweis von festen Bestandteilen (Zylinder, Epithelien), Bakterien und Kristallen. Durch das Zentrifugieren des Urins reichern sich die festen Bestandteile im Urinsediment an. Unter dem Mikroskop kann man dann verschiedene Kristalle, Bakterien und Zylinder erkennen. Zylinder unterscheidet man in hyaline Zylinder (bestehend aus Erythrozyten, Leukozyten und Eiweißen) und in Epithelzylinder (bestehend aus Epithelzellen). Die Bestandteile stammen aus der Niere. Die charakteristische Form erhalten die Zylinder durch den zylinderförmigen Bau der Tubuli. Das Auftreten hyaliner Zylinder (normalerweise nur minimales Vorkommen im Urin) weist auf einen pathologischen Vorgang in der Niere hin. Weitere Bestandteile des Urinsediments können Hefen, bei Männern auch einzelne Spermien sein.

Zur bakteriellen Urinuntersuchung dient der sog. **Uricult®.** Dabei wird ein Nährboden in den Urin eingetaucht und anschließend bebrütet. Nach 24 Stunden zeigen sich bei keimhaltigem Urin Bakterienkolonien.

Urinstatus (trockenchemische Untersuchung mit Teststreifen)

Für Urinuntersuchungen ist Mittelstrahlurin am besten geeignet. Bitte alle Beurteilungskriterien im Protokoll erfassen! Makroskopische Beurteilung:

• Farbe
• Klar oder trüb?
• Volumen

Handhabung des Teststreifens (Urin-Stix-Test)

In 10 ml Urin Teststreifen eintauchen. Es müssen alle Testfelder benetzt sein! Beim Herausnehmen seitliche Kante des Teststreifens am Behälter abstreifen (überschüssiger Urin). Nach 60 sec Reaktionsfelder ablesen (Farbvergleich mit Farben auf dem Etikett des Teststreifenbehälters). Farbveränderungen, die nach über 2 min oder nur an den Rändern der Testfelder auftreten, sind ohne Bedeutung.

Urin-Stix-Test Parameter
• pH-Wert
• Spezifisches Gewicht
• Leukozyten
• Blut (Erythrozyten, Hämoglobin)
• Nitrit
• Eiweiß
• Glucose
• Ketonkörper
• Urobilinogen
• Bilirubin
• Vitamin C

Testfelder:

• **pH-Wert**: Ablesebereich = pH 5-9, Normbereich 4,5 – 7,5. Alkalischer Urin deutet auf eine bakterielle Infektion hin.

- **Spezifisches Gewicht:** Ablesebereich = 1000−1030. Normbereich 1002−1004.
- **Leukozyten**: es wird die Esteraseaktivität von Granulozyten nachgewiesen. Ablesebereich: 0−ca. 500 Leukozyten/µl. Praktische Nachweisgrenze = 10−25 Leukozyten/µl. Es werden intakte und lysierte Leukozyten erfasst. Falsch positive Ergebnisse: Formaldehyd, bestimmte Antibiotika. Stark gefärbte Proben können das Ergebnis überdecken. Abschwächung der Reaktion bei starker Protein- und Glucoseausscheidung und bestimmten Antibiotika in hoher Dosierung.
- **Nitrit**: Prinzip der Griess'schen Probe. Ablesebereich = negativ oder positiv. Praktische Nachweisgrenze = 0,05 mg/dl (11 µmol/l).
- **Protein/Eiweiß**: Das Testprinzip beruht auf dem Eiweißfehler von pH-Indikatoren: mit ihren positiv geladenen Aminogruppen bilden Proteine in saurem Milieu ein Salz mit dem kationischen Indikator, der dadurch seine Farbe ändert, als läge der der pH-Wert der Testlösung oberhalb des Umschlagpunktes. Der Test reagiert besonders empfindlich auf Albumin. Ablesebereich = 0−500 mg Protein/dl, praktische Nachweisgrenze = 6 mg/dl.
- **Glucose**: Prinzip der Glucoseoxidase-Peroxidase-Methode. Ablesebereich = 0−1000 mg/dl (55 mmol/l), praktische Nachweisgrenze = 40 mg/dl (2,2 mmol/l). Glucose im Urin tritt bei einer Überschreitung der Nierenschwelle auf (Blutzucker von 180 mg/dl (8,3−10 mmol/l)). In der Schwangerschaft ist die Nierenschwelle oft erniedrigt. Auch bei extremer Kohlenhydratzufuhr kann Glucose im Urin auftreten.
- **Keton**: Prinzip der Legal'schen Probe: Keton + Nitroprussidnatrium violetter Farbkomplex. Der Test reagiert am empfindlichsten mit Acetessigsäure (Nachweisgrenze 5 mg/dl (0,5 mmol/l)), bei Aceton liegt die Nachweisgrenze bei 40 mg/dl (7 mmol/l).
- **Urobilinogen**: ein Diazoniumsalz ergibt mit Urobilinogen einen roten Azofarbstoff. Ablesebereich = 0−12 mg/dl (200 µmol/l), praktische Nachweisgrenze = 0,4 mg/dl (7 µmol/l). Urobilinogen

fehlt vollständig im Urin, wenn kein Bilirubin in den Darm gelangt, z. B. bei komplettem Gallengangsverschluss. Dies lässt sich allerdings mit dem Teststreifen nicht nachweisen.

- **Bilirubin**: ein Diazoniumsalz ergibt mit Bilirubin einen rot-violetten Azofarbstoff. Ablesebereich = 0 – 6 mg/dl (100 µmol/l), praktische Nachweisgrenze = 0,5 mg/dl (9 µmol/l). Ascorbinsäure und Nitrit führen zu einer abgeschwächten Reaktion.
- **Blut**: Hämoglobin und Myoglobin katalysieren die Oxidation eines chromogenen Indikators durch ein organisches Hydroperoxid. Es entsteht ein blauer Farbstoff. Intakte Erythrozyten lysieren auf dem Testpapier und das austretende Hämoglobin erzeugt grüne Punkte auf dem Testfeld. Im Urin gelöstes Hämoglobin führt zu einer homogenen Grünfärbung. Ablesebereich: negativ – ca. 250 Ery/µl. Praktische Nachweisgrenze = 5 Ery/µl bzw. hämolysierte Ery entsprechend 10 Ery/µl.

Clearance-Untersuchung (Reinigung, Klärung)

Die Clearance bezeichnet das Plasmavolumen, das pro Minute mindestens durch die Nieren fließen muss, um die ausgeschiedene Substanzmenge der Niere zuzuführen. Normalerweise führen erhöhte Plasmakonzentrationen einer Substanz zu einem Anstieg der ausgeschiedenen Substanzmenge im Urin. Steigt die Plasmakonzentration einer Substanz an, weil sie durch eine gestörte Nierenfunktion nicht genügend ausgeschieden werden kann, erniedrigt sich die Clearance dieser Substanz stark.

Die Clearance ist also ein Indikator für die Filtrationsfähigkeit der Niere. Sinkt die Clearance ab, d. h. nimmt die Leistung der Niere ab, spricht man von Niereninsuffizienz. Durch die Clearance-Untersuchung besteht die Möglichkeit, bereits leichte Funktionseinschränkungen der Niere zu erkennen.

Überprüft wird die Clearance z. B. durch intravenöse Gabe einer Testsubstanz, deren Konzentration nachfolgend im Blut und im

Urin ermittelt wird. Einfacher ist es, die körpereigene Substanz Kreatinin im Serum und im 24 h Sammelurin zu messen und daraus die Clearance zu errechnen.

Kreatinin entsteht im Muskelstoffwechsel irreversibel aus Kreatinphosphat und wird durch die Niere ausschließlich glomerulär und ohne tubuläre Sekretion oder Rückresorption ausgeschieden. Die Messung der Ausscheidung dieser endogenen Verbindung kann daher zur quantitativen Beschreibung der Nierenfunktion mittels der endogenen Clearance-Bestimmung dienen. Vorteil: der Patient wird nicht durch diagnostische Injektion einer Testsubstanz belastet, der Körper selbst liefert kontinuierlich endogen die Messsubstanz. Der Kreatinin-Blutspiegel und die Ausscheidungsrate sind relativ konstant und ernährungsunabhängig.

Beispiele für Clearance-Werte:
Harnstoff = 75 ml/min,
Kreatinin = 125 ml/min
Harnstoff = 75 ml/min
Clearance-Werte können maximal den Wert einer vollständig ausgeschiedenen Substanz annehmen oder minimal den Wert 0 (normalerweise 0 z. B. bei Glucose).

Man unterscheidet:
- Endogene Clearance: für körpereigene Substanzen, z. B. Harnstoff, Glucose, Aminosäuren
- Exogene Clearance: Substanz wird von außen zugeführt, z. B. Infusion von Inulin

Uringeruch

Der typische Uringeruch kann sich durch bestimmte Nahrungsmittel bzw. Getränke und Gewürze verändern.

Physiologisch:
Knoblauch, Alkohol, Spargel, Metyl-Mercaptan, Flavine (weiße Schokolade), *gesunder Urin riecht nach Fleischbrühe.*

Pathologisch:
- Azeton/Obstgeruch: Ketonkörper im Urin bei metabolischer Azidose, Hunger, unkontrolliertem, Fasten, Diabetes mellitus, Alkoholintoxikation, beim Abbau freier Fettsäuren
- Ammoniak („Kuhstallgeruch"): bakterielle Infektionen (bakterielle Urease zersetzt Harnstoff zu Ammoniak)
- Fisch: Cystitis, intermittierendes Fieber
- Jauche: Pyelonephritis, eitrige Cystitis
- Schwefelwasserstoff: Fäulnis erregende Bakterien bei Proteinurie
- stechend, fade: Pyelonephritis, Staphylokokken-Colibakterien-Cystitis
- muffig: Phenylketonurie
- säuerlich: Cystitis, Rheuma, Gicht, gynäkologische Erkrankung, Rachitis

Harnanalyse
Alle Substanzen die wasserlöslich sind, werden über die Nieren ausgeschieden, fettlösliche Substanzen über die Leber (Ausnahmen jedoch bestätigen die Regel).

Harnuntersuchung („Urinstatus" im Morgen-Mittelstrahl-Urin) Menge: 500−2000 ml/24 Stunden (*lt. Pschyrembel*)	Normalbereich
Harnvolumen Farbe Spezifisches Gewicht (Dichte)	0,7−2,0 l/Tag gelblich-klar 1.012−1.022 g/l
Osmoralität	50−1400 mosmol/kg
pH-Wert	4,8−8,0 pH-Wert (meist eher sauer)
Erythrozyten	unter 5 Zellen/µl
Leukozyten	unter 10 Zellen/µl
Albumin (Eiweiß)	unter 10 mg/dl
Glucose (Zucker)	unter 20 mg/dl
Nitrit	negativ
Ketone	unter 5 mg/dl
Urobilinogen	unter 1 mg/dl
Bilirubin	unter 0 mg/dl
Kreatinin	Frau: 0,5−0,9 mg/dl Mann: 0,5−1,1 mg/dl
Harnstoff	12−50 mg

Harndichte/spezifisches Gewicht von Urin

Normalwert: 1012−1025

Das spezifische Gewicht (=Dichte) **ist abhängig von der Flüssigkeitszufuhr!** Es hängt von Konzentration und Art aller gelösten Stoffe im Harn ab. Es wird gemessen bei Verdacht auf Niereninsuffizienz, Pyelonephritis und Diabetes insipidus. Die Harndichte ist am höchsten im Morgenurin (ca. 8stündige Flüssigkeitskarenz, 1010−1025) und nach dem Durstversuch (*siehe concentration test*) und sollte in diesen Fällen über 1025 betragen. Ist der Urin stark verdünnt, ist das spezifische Gewicht annähernd dem von Wasser (1000), bei extrem konzentriertem Urin steigt es bis auf 1040.

In der Hauptsache wird das spezifische Gewicht durch die **Menge des ausgeschiedenen Harnstoffs** bedingt. Die Harndichte kann entweder mittels Teststäbchen bestimmt werden oder mit Hilfe des Urometers, einem thermometerähnlichen Glasschwimmer, der über die Eintauchtiefe die Dichte einer Flüssigkeit bestimmt. Da das spezifische Gewicht **temperaturabhängig** ist, muss das Urometer auf 20 °C geeicht sein! Jede Abweichung nach oben oder unten muss rechnerisch korrigiert werden.

> Bei einem Gesunden kann die Harndichte grundsätzlich zwischen 1000 (nach überreichlicher Flüssigkeitszufuhr) bis hin zu 1040 (nach Dursten) schwanken.

Erhöht bei: Wassermangel, reduzierter Flüssigkeitszufuhr, Flüssigkeitsverlust, Fieber, starkem Schwitzen, Erbrechen/Durchfall, Ausscheidung von Röntgenmitteln, Aldosteronmangel.
Reduziert bei: massiver Flüssigkeitszufuhr, renaler Konzentrationsschwäche, Niereninsuffizienz, Pyelonephritis, Glomerulonephritis, Hypokaliämie, Hypokälziämie, Diabetes insipidus, Diuretika-Einnahme, Diabetes mellitus.

pH-Wert

Das „p" steht für Potenz und das „H" für Wasserstoff. Der pH-Wert wird ohne physikalische Einheit genannt. Der pH-Wert gibt an, ob ein Milieu sauer, neutral oder alkalisch ist.
Je mehr Wasserstoffionen (H+) vorhanden sind, desto saurer ist die Umgebung. Ein Neutralwert wäre ein pH-Wert von 7,0. Darunter wir der pH-Wert saurer, darüber alkalischer. Ein korrektes Milieu ist unerlässlich für ein einwandfreies funktionieren von Stoffwechselvorgängen.

Einige pH-Werte im menschlichen Körper:	
Blut	: 7,39 – 7,41
Urin	: 4,80 – 7,90
Speichel	: 6,50 – 6,90
Magensaft	: 1,30 – 2,10
Duodenalsaft	: 7,60 – 8,50
Gallensaft	: 7,40 – 7,70

Beim Nierengesunden weist der Mittelstrahl-Urin einen pH-Wert zwischen 4,5 und 8,0 auf. Gesammelter Tagesurin ist jedoch meist sauer (pH-Wert von 5–6)

Je fleischreicher → desto saurer

Je fleischärmer (vegetarisch) → desto alkalischer

Die Schwankungen sind also abhängig von der Ernährung, von Medikamenteneinnahme, werden durch Stoffwechselstörungen oder Krebserkrankungen hervorgerufen.

Erniedrigt (sauer) bei: (unter 5,5 Gefahr von Uratsteinen!)
- diabetischer Azidose
- Lungenfunktionsstörungen

Die Lunge bringt nicht nur Sauerstoff ins Blut, sondern auch Kohlendioxid aus dem Blut heraus. Wenn Kohlendioxid in Wasser eingeleitet wird entsteht Kohlensäure. Kohlendioxid ist ein Säureäquivalent im Körper! Wenn der Gasaustausch in der Lunge gestört ist, macht sich das in erster Linie durch eine Retention (Zurückhaltung) des Kohlendioxids im Körper bemerkbar → eine Übersäuerung (Azidose) entsteht! Jetzt muss die Niere die Lunge in ihrer pH-regulatorischen Funktion unterstützen.

- Magen-Darm-Störungen

Wenn der Körper bei einer Magen-Darm-Grippe viel Wasser verliert, wird kompensatorisch Aldosteron ausgeschüttet. Aldosteron wirkt am distalen Tubulus und tauscht $3Na+$ gegen $2K+$ und $1H+$ aus. Die

3 Natriumionen werden samt ihrem Wassermantel resorbiert, die 2 Kaliumionen und das H+ (Säure-Ion) werden ausgeschieden. Bei jeder Dehydration ist der Urin-pH Wert erniedrigt!

- gesteigertem Eiweißkatabolismus (z. B. infolge maligner Prozesse oder bei Fieber)
- ausschließlicher Fleischernährung (→ Gicht)

Erhöht (basisch) bei: vegetarischer Ernährung, Infektionen der ableitenden Harnwege (Bakterien → Ammoniak), Medikamenteneinnahme.

> **Fehlerquellen:**
> Wenn der Urin vor der Untersuchung zu lange stehengelassen wird, können sich falsche alkalische pH-Werte von über 7 ergeben!

Leukozyten (Leukozyturie)

Immer ein pathologisches Zeichen! Immer Hinweis auf Entzündung im Urogenitaltrakt!

Leukozyturie bedeutet ein vermehrtes Auftreten von Leukozyten im Urin. Sie kann sich bei entzündlichen Erkrankungen der Nieren (Urethritis, Pyelonephritis, Infektionen durch Pilze oder Viren) und/oder der ableitenden Harnwege (Steine in den ableitenden Harnwegen, Cystitis, Urethritis, Glomerulonephritis) einstellen. Zu einer **abakteriellen Leukozyturie** kann es bei abheilenden Harnwegsinfekten, Schädigungen der Nieren durch Schmerzmittel und degenerativen Erkrankungen der Nierenkörperchen kommen.

> Besonders wichtig ist eine Leukozyturie zum Auffinden einer **chronischen Pyelonephritis**! Sie kann hier das einzige Zeichen sein! Bei Leukozyturie ist meist auch **Nitrit positiv!**

- Leukozyten im Urin sind beweisend für eine Infektion!

- Bakterien ohne Leukozyten zeigen eine Verunreinigung (Kontamination) an.
- ab einer Keimdichte von 10 Keimen/ml Urin ist eine Infektion wahrscheinlich (ohne positiven Leukozytenbefund aber auch nicht zu verwerten!).

> ✦ **Achtung**: in bis zu 40 % der Fälle sind bei Frauen Leukozyten im Spontanurin nachweisbar! Dies hängt nicht nur damit zusammen, dass Frauen aufgrund ihrer kürzeren Harnröhre (2½ – 4 cm) häufiger an einer Cystitis (Harnblasenentzündung) leiden, sondern es kann sich auch um eine Verunreinigung (Kontamination) der Urinprobe handeln!

Blut = Erythrozyten (Hämaturie)

Viele Erkrankungen können zu Blut im Urin führen, z. B. akute Entzündungen der Niere und/oder der ableitenden Harnwege, Infektionen, Verletzungen, Tumore, Nierensteine etc.

Im Sediment können bis zu 10 Erythrozyten noch als Normalbefund angesehen werden, die Teststäbchen sprechen jedoch bei solch niedriger Konzentration nicht an!

> ✦ **Achtung**: Eine Hämaturie gilt solange als Tumorverdachtszeichen, bis dafür eine andere Diagnose gefunden wurde! Den Test **nicht** während der Menstruation durchführen!

extrarenale Ursachen: bakterielle Harnwegsinfektionen, Thrombozytopenie, Antikoagulantien-Therapie, Thalassämie, Sichelzellanämie, Hypertonie, Appendizitis, Diverticulitis, Polycythämia vera, akutes Fieber, Scharlach, Masern, Kolonkarzinom, Antikoagulantientherapie.

postrenale Ursachen: Harnwegsentzündungen, Nierensteinleiden, Missbildungen, Prostata-Erkrankungen (Prostatitis), Tumore.

renale Ursachen: Glomerulonephritis, Pyelonephritis, Wanderniere, Zysten, Steinleiden, Tumore, Nieren-Tuberkulose.

gynäkologische Ursachen: Menstruation, Menorrhagie, Gravidität, Endometriose.

Makrohämaturie : roter Urin, der mit dem bloßen Auge sichtbar ist.
Mikrohämaturie: Erythrozyten mit Urin-Stix-Test nachweisbar (mehr als 5 Erythrozyten pro Gesichtsfeld).

Glucose (Glucosurie)

Normalwert: <15 mg/dl = < 0,84 mmol/l; erhöhtes spezifisches Gewicht

Eine erhöhte Glucoseausscheidung kann ein Hinweis auf einen Diabetes mellitus sein. Glucose im Urin reicht jedoch nicht für die Diagnose Diabetes! Eine Blutuntersuchung wäre nun der nächste Schritt. Die Blutglucose sollte die Nierenschwelle (180 mg%) nicht übersteigen. Die Serumglucose wird glomerulär filtriert und dann im proximalen Tubulus rückresorbiert. Bei einem Überschreiten der Serumkonzentration von über 180 mg% ist die Resorptionsfähigkeit des proximalen Tubulus überschritten und die Glucose erscheint im Urin. Auch die Schädigung des proximalen Tubulus geht mit einer Verminderung der Rückresorption einher (*s. Nierenschwelle*).

Es kann aber auch das Umgekehrte passieren, z.B. beim **Kimmelstiel-Wilson-Syndrom** (diabetische Glomerulosklerose). Bei einer Verminderung der glomerulären Filtrationsrate findet sich keine Glucose im Urin, obwohl die Plasmakonzentration über 180% beträgt. Durch den Diabetes kommt es zu einer „Verzuckerung" der Glomerulumschlingen. Es lagert sich Zucker auf/in den Schlingen ab und verstopft somit die Poren.

Erhöht bei:
- Diabetes mellitus (nicht erkannt oder schlecht eingestellt)
- Stress (Adrenalin und Noradrenalin erhöhen die Blutglucose), Herzinfarkt, Schock, Schmerzen, Apoplex (Schlaganfall)

- Cortisoneinnahme (Cortison setzt Adrenalin frei)
- Morbus Cushing, Akromegalie, Leberschäden, Schock, Pankreatitis, Cortisontherapie, Hyperthyreose

Ketonkörper (Ketonurie)

Normalwert: unter der Nachweisgrenze!

Keton = Aceton. Ketone stammen aus dem Fettabbau und sind physiologisch bei Gewichtsreduktion und starker körperlicher Anstrengung. Fett wird nur dann im größeren Maße abgebaut, wenn der Körper keine anderen Möglichkeiten hat, bzw. wenn die Glykogenvorräte aufgebraucht oder nicht erreichbar sind. Ketone fallen also bei einem gesteigerten Fettabbau an.

Nachweisbar bei:
- Hunger- und Fastenkur, Diät (körpereignes Fett (endogen) wird mobilisiert)
- Hochleistungssport
- fettreiche Ernährung, reichhaltige Mahlzeit (führt zu einer Umstellung des Stoffwechsels)
- schlecht eingestellter Diabetes mellitus (wenn keine Glucose in die Zelle kommt, muss der Körper vermehrt Fett verstoffwechseln)
- Fieber: der Stoffwechsel läuft auf Hochtouren; bei schweren Infektionskrankheiten werden viel körpereigene Fette abgebaut
- Schwangerschaftserbrechen oder andauerndes Erbrechen anderer Ursache

---

Bei Diabetes mellitus ist folgendes zu beachten:
Ketonurie ohne Glykosurie: Patient isst zu unregelmäßig.
Ketonurie mit Glykosurie: bei bisher nicht diagnostiziertem Diabetes mellitus. Weitere Abklärung notwendig!

Eiweiß (Proteinurie)

Normalwert: <1,5 mg %; erhöhtes spezifisches Gewicht
Eine Eiweißausscheidung über 150 mg pro Tag ist bereits pathologisch.
Physiologisch bei: starker körperlicher Anstrengung, Sport, Kälteexposition, Schwangerschaft.
Pathologisch bei: akuter Glomerulonephritis, Hypertonie, Diabetes mellitus, Pyelonephritis, Herzfehlern die zu Stauungsnieren führen, Fieber.
Da das Symptom „Eiweiß im Urin" nicht spezifisch genug ist, sollte man nun genauer untersuchen!

Sedimentuntersuchung:
- Eiweiß + Leukozyten + Zylinder + Fieber im Urin: die Proteinurie ist ein Symptom einer starken Entzündung (Antikörper sind Proteine!!), z. B. Pyelonephritis.
- Eiweiß und Leukozyten ohne Zylinder, ohne Fieber: Entzündung der ableitenden Harnwege, z. B. Cystitis.

✒ **Achtung:** bei einer chronischen Cystitis mit subfebrilen Temperaturen und Proteinurie auch mal an Nieren-Tuberkulose denken!!

Nitrit (Bakteriurie)

Normalerweise nicht nachweisbar.
Hinweis auf eine Infektion der ableitenden Harnwege. Nitrit ist ein organischer Stoff in den Harnwegen, der von Bakterien aus **Nitrat** gebildet wird. Nitrit ist also ein Abbauprodukt von Bakterien. Grammnegative Keime (z. B. Escherichia coli) bilden aus dem Nahrungsnitrat Nitrit und sind somit durch ihre Stoffwechselprodukte nachweisbar. Am deutlichsten ist die Reaktion im Morgenurin, da die Bakterien jetzt genügend Zeit hatten (8–12 Std.) ihr Nitrit zu bilden. Nitrat ist im Urin immer vorhanden. Wenn man

nun jedoch Nitrit auf dem Teststäbchen findet, waren Bakterien am Werk! Ein positiver Nitritbefund bedeutet somit immer einen Harnwegsinfekt.

Nachweisbar bei:
- Pyelonephritis, Cystitis (ohne Fieber!), Urethritis, Bakterienbefall, Nierenbeckenentzündung.

> ⚜ **Daran denken:** auf dem Urin-Stix-Test findet man, wenn überhaupt, nur **Nitrit – niemals Nitrat!** Antibiotika oder eine Chemotherapie können zu einem falschen (negativen) Befund führen, da die Anzahl der Keime nun so minimiert wurde, dass für den Test nicht genügend Nitrit gebildet werden kann.

Urobilinogen
Normalwert: unter der Nachweisgrenze!
Urobilinogen sorgt für die **Gelbfärbung des Urins**. Es ist normalerweise nur in geringer Konzentration im Urin vorhanden. Es entsteht im Darm aus Bilirubin, wird resorbiert und über die Pfortader wieder der Leber zugeleitet. Die Leber filtert den größten Teil des Urobilinogens aus dem Blut und schickt es über die Galle wieder auf die Reise (**enterohepatischer Kreislauf**). Ein kleiner Teil entkommt jedoch der strengen Kontrolle der Leber und wird über die Niere ausgeschieden. Wenn die Leber aber so stark beschäftigt ist, dass sie nicht dazu kommt das Urobilinogen herauszufiltern, muss die Niere mehr ausscheiden → der Urin wird dunkel (z. B. Hepatitis im Frühstadium).

Findet man Urobilinogen im Urin kommen zwei diagnostische Richtungen in Frage:
- gestörte Leber-Galle Funktion
- vermehrter Hämoglobinabbau

Erhöht bei: Antibiotikatherapie, Leberschäden, Hepatitis, inkomplettem Verschlussikterus, hämolytischen Ikterus, hämolytischer und perniziöser Anämie, Thalassämie und bei angeborenen Herzfehlern.

Fehlend bei: totalem Verschlussikterus, intrahepatischem Gallensaftstau, Gallenwegsverschluss, wenn im Darm kein Urobilinogen mehr gebildet wird ➔ der Urin wird hell.

Bilirubin

Normalwert: unter der Nachweisgrenze!

Der rötlich-braune Gallenfarbstoff Bilirubin entsteht aus dem Hämoglobin-Abbau, wird im Blut an Albumine gebunden und von der Leber über die Galle in den Darm und von dort über den Stuhl ausgeschieden. Überschreitet der Bilirubinanteil im Blut einen gewissen Wert, wird Bilirubin wasserlöslich und tritt vermehrt in den Harn über. Im Urin nachweisbares Bilirubin ist immer **direktes** (konjungiertes) Bilirubin, da indirektes (unkonjungiertes) Bilirubin nicht nierengängig ist. **Bilirubin färbt den Urin bierbraun** und erzeugt gelben Schüttelschaum. Dies ist ein Zeichen dafür, dass die Gallenflüssigkeit sich aus irgendeinem Grund anstaut und die Ausscheidung von Bilirubin im Körper nicht richtig funktioniert, oder dass vermehrt Erythrozyten abgebaut werden. Bei einem intra- oder extrahepatischen Verschluss (Verschlussikterus) kann das Bilirubin von der Leber nicht über die Gallengänge in den Darm abgegeben werden. Ursachen können eine akute oder chronische Hepatitis, Verschluss der Gallenwege durch Gallensteine oder Tumoren oder eine Leberzirrhose sein.

Nachweisbar bei Leber- Galleerkrankungen (Hepatitis), auch angeborene Störung des Bilirubinstoffwechsels (Rotor-Syndrom). Bilirubin im Blut muss bei positivem Urin-Stix-Test noch nicht erhöht sein!

Zylinder

Sie entstehen meistens im aufsteigenden dicken Schenkel der Henleschen Schleife als Ausgusspräparate (Proteine) des Tubulus. Sie stammen immer aus der Niere! Wenn Zylinder im Urin nachweisbar sind, müssen sie also proximal von dieser Stelle ins Tubulus-Lumen geraten sein. In einem Zylinder können Zellen bzw. Zellreste eingelagert sein. Sie haben walzen- bzw. bandförmiges Aussehen. Die charakteristische Form erhalten die Zylinder durch den zylinderförmigen Bau der Tubuli. Man findet sie meist (aber nicht ausschließlich) bei entzündlichen Erkrankungen im Bereich des Nierenparenchyms (Pyelonephritis, Glomerulonephritis). Bei Harnblasen- und Harnröhrenentzündungen sowie Nierenkoliken ist das Nierenparenchym nicht mitbeteiligt und somit finden sich dann auch keine Zylinder.

- **Erythrozytenzylinder**: sind immer pathologisch, stammen entweder aus dem proximalen Tubulus oder (häufiger) aus den Glomerulumschlingen. Vorkommen bei Nierenerkrankungen mit Hämaturie.
- **Leukozytenzylinder**: selten, bei Pyelonephritis oft der einzige Fingerzeig.
- **Hyaline (durchsichtige) Zylinder:** transparent, farblos, wenig lichtbrechend (leicht zu übersehen). Sie bestehen aus einem Protein, das vom distalen Tubuli sezerniert wird. Sie sind **physiologisch** und kommen bei Flüssigkeitsmangel vor, z.B. bei geringer Trinkmenge, nach körperlicher Anstrengung, langem Stehen, nach Diuretikamedikation, bei Fieber, wenn die Niere mit aller Gewalt Wasser resorbiert → z.B. bei Herzinsuffizienz (in dem Maß, wie das Herz schwächer wird, vermehrt sich das Blutvolumen, was wiederum zu einer vermehrten Herzbelastung führt).
- **Granulierte Zylinder:** enthalten zerstörtes Zellmaterial (Fetttröpfchen). Die Fetttröpfchen stammen aus degenerierten, nekrotischen Tubulus-Zellen (Tubulusnekrose). Sie sind ein

sehr ernst zu nehmendes Zeichen! Oft zeigt ihr Auftauchen das Endstadium einer Nierenerkrankung an!

- **Wachszylinder:** breiter als hyaline Zylinder, stärker lichtbrechend, nicht zu übersehen, leicht gelblicher Farbton. Endstadium des Zerfalls (schwerste Glomerulonephritis und Pyelonephritis, bei schweren chronischen Nierenleiden, renaler Amyloidose).
- **Epithelzylinder:** selten, bestehen aus abgeschilferten Tubulusepithelzellen. Ihr Vorkommen weist z. B. auf toxisch bedingte Tubuluszellnekrosen hin.

Harnpflichtige Substanzen

Harnpflichtige Substanzen im Endharn:
- Harnstoff: wird in der Leber gebildet (Stoffwechselendprodukt des Eiweiß-Stoffwechsels)
- Harnsäure: stammt aus dem Purinstoffwechsel (Nukleinsäure der Zellkerne)
- Kreatinin: stammt aus dem Muskelstoffwechsel.

Harnpflichtige Substanzen sind nicht rückresorbierbar!!
Bei einem Nierenversagen (Urämie) steigen diese Substanzen im Blut an.

Harnstoff

Normalwert: 20–35 g/24 h

Harnstoff ist das Hauptendprodukt aus dem Eiweiß- und Aminosäurestoffwechsel. Aus dem Stickstoff, der beim Eiweißabbau anfällt, wird in der Leber Ammoniak gebildet. Aus 2 Ammoniakmolekülen ($2NH_3$) und Kohlendioxid (CO_2) entsteht Harnstoff. Harnstoff wird zu 90 Prozent über die Nieren ausgeschieden, der Rest mit Schweiß und Darmsekreten.

Harnstoff ist sozusagen das „Abfallprodukt" aus der Gluconeogenese (Umwandlung von Aminosäuren in Glucose, z.B. bei überwiegender Eiweißernährung). Die Niere scheidet den gut wasserlöslichen Harnstoff aus. Harnstoff wird im Normalfall nur über die Niere ausgeschieden und bestimmt das spezifische Gewicht des Urins. Nur unter extremen Bedingungen (urämisches Koma), wird der Harnstoff über den Magen-Darm-Trakt eliminiert → was dann zu Erbrechen und Durchfall führt. Harnstoff steigt erst an, wenn das Glomerulumfiltrat um 75 % vermindert ist (wenn 75 % der Nephrone zerstört sind).

Da Harnstoff in den Nieren aus dem Blut filtriert wird, ist er ein Parameter zur Beurteilung der Nierenfunktion. Allerdings kommt es erst bei einer Funktionseinschränkung von 50 – 70 % zu einem Anstieg des Harnstoffs im Blut. Außerdem ist der Harnstoffspiegel im Blut auch bei gesteigertem Eiweißabbau erhöht. Kreatinin ist demgegenüber weitaus spezifischer.

> Bei fleischreicher Kost resultiert ein höherer Harnstoff-Wert, als bei vegetarischer!

Erhöht bei: viel eiweißreiche Nahrung, Durchfall, Erbrechen, Hungerzustände, starkes Schwitzen, verminderte Nierendurchblutung (z. B. Schock, Herzinsuffizeinz, Dehydration, Hypotonie). Erhöhter Eiweißabbau bzw. Eiweißverbrauch, Verbrennungen, Blutungen, Verletzungen.

Erniedrigt bei: Leberinsuffizienz, Schwangerschaft, eiweißarme Ernährung (vegetarische Kost), erhöhte Harnausscheidung (Diurese), Harnabflussstörungen wie z. B. Steine, Tumoren und Missbildungen.

Nierenbedingte Ursachen sind: Nieren-Ausscheidungsinsuffizienz, Glomerulonephritis, Pyelonephritis, Nephrosklerose, Vergiftungen (z. B. durch Schwermetalle).

Harnsäure

Normalwert: 500–800 mg

Bei fleischreicher Kost resultiert ein höherer Wert, als bei vegetarischer. Harnsäure ist ein Endprodukt des Zellabbaus (Purinstoffwechsels). Purin ist eine Vorstufe für den Aufbau von DNS (Desoxyribonukleinsäure) und RNS (Ribonukleinsäure). Sie sind die Träger der genetischen Information und in körpereigenen Zellkernen vorhanden.

Als Nahrungsbestandteil wird Purin mit Fleisch, vor allem mit Innereien, aufgenommen. Harnsäure wird zu 80% über die Nieren mit dem Urin und zu 20% über den Darm ausgeschieden. Harnsäure ist nur sehr gering im Blut löslich (unter 420 µmol/l). Bei höheren Konzentrationen bilden sich vor allem in den Gelenken Harnsäurekristalle, die dort massive Entzündungsreaktionen hervorrufen können. Es kommt zum Gichtanfall. Die Veranlagung, einen Gichtanfall zu erleiden, ist erblich.

Die Löslichkeit der Harnsäure wird wesentlich vom pH-Wert bestimmt. Eine Neutralisierung des pH-Wertes des Urins im Bereich von 6,5–7,0 zu halten ist sinnvoll.

Erniedrigt bei: Lebererkrankungen (Abbau von Eiweißen), Schwangerschaft, Einnahme von Medikamenten, Fanconi-Syndrom (Phosphatdiabetes).

Erhöht (Hyperurikämie) bei: vermehrter Purin-Aufnahme über die Nahrung, gesteigerter Purin-Bildung im Körper (Zelltod), Nierenfunktionsstörungen, Gicht (→ Urämie, typisch: Gichtanfall am Großzehengrundgelenk), Lesch-Nyhan-Syndrom.

Der Körper bildet mehr Harnsäure oder scheidet zu wenig aus bei: verringerter Ausscheidung durch Nierenfunktionsstörungen, Niereninsuffizienz, Leukämie, Thrombozythämie, Polyzythämie (Vermehrung aller drei Blutkörperchen), Osteomyelosklerose, Chemo- und Strahlentherapie, Vergiftungen (Cadmium, Blei),

Akromegalie, Hyperthyreose (Schilddrüsenüberfunktion), Hyperparathyreoidismus, Einnahme von Medikamenten (z. B. Antihypertensiva, Tuberkulostatika, Acetylsalicylsäure in niedriger Dosierung).

Kreatinin

Normalwert:
Männer: 0,8-2,4 mg/dl / 77-217 µmol/kg x 24 h
Frauen: 0,7-2,1 mg/dl / 65-189 µmol/kg x 24 h
Kinder: 0,7-1,3 mg/dl / 64-116 µmol/kg x 24 h
Exogene Kreatininzufuhr (z. B. über Fleisch in der Nahrung) und endogene Kreatininproduktion (Muskelarbeit) führen zu einer Erhöhung der Kreatininausscheidung im Urin. Ist die Nierenfunktion eingeschränkt, erhöht sich der Kreatinin-Blutspiegel.
Kreatinin ist die Ausscheidungsform von *Kreatin*, das sich als Energiereserve im Muskel befindet. Kreatinin wird als Stoffwechselprodukt fast vollständig filtriert und über die Nieren mit dem Urin ausgeschieden. Kreatinin wird im Muskelstoffwechsel gebildet und, da es wasserlöslich ist, über die Niere ausgeschieden. Kreatinin ist ein „Transportmedium". Es bringt ATP (Adenosintriphosphat) aus der Leber zu den Muskelzellen. Bei gleich bleibender muskulärer Tätigkeit erlaubt ein Anstieg des Blutkreatinins den Rückschluss auf eine Nierenfunktionsstörung. Der Kreatinintest ist empfindlicher als die Bestimmung des Harnstoffs, da das Kreatinin bereits ansteigt, wenn die glomeruläre Filtrationsrate um 50 % abgesunken ist (wenn 50 % der Nephrone zerstört sind). Allerdings steigt der Kreatininspiegel erst ab einer Funktionseinschränkung der Nieren von über 50 % an. Unterhalb dieser Schwelle liegt der so genannte **kreatininblinde Bereich**. Dort ist die Kreatinin-Clearance aussagekräftig. Bei akutem Nierenversagen steigt der Kreatinin-Spiegel erst nach mehreren Stunden an. Der Harnstoff-Spiegel reagiert dagegen etwas schneller.

Erhöht bei: Nierenerkrankungen, Verdacht auf Niereninsuffizienz, Nierenschäden durch Flüssigkeitsverluste (Durchfall, Erbrechen, Dursten, Schock), Harnstauung, Medikamente wie Opiate, Diuretika, exzessive Fleischzufuhr, längere körperliche Arbeit vor der Blutabnahme, schwere Herzinsuffizienz, Eiweißmangel-Syndrom, allergische Reaktionen, Muskel- und Blutzerfall (Myolyse und Hämolyse), Akromegalie, Plasmozytom.

Erniedrigt bei: Diabetes mellitus solange keine chronische Niereninsuffizienz besteht, Abnahme der Muskelmasse, Muskelerkrankungen, Schwangerschaft.

Kristalle

Kristalle im Harn sind Ansammlungen von Salzen, die entstehen, wenn der pH-Wert des Harns entgleist, der Harn zu sauer oder zu alkalisch ist oder der Körper viel Flüssigkeit verliert. Kristalle im Harn können ein Anzeichen von Nieren- oder Harnblasensteinen sein. Die genaue Zusammensetzung der Kristalle kann im Labor ermittelt werden.

- **Cholesterinkristalle**: sind selten zu finden, auftretend bei schwerwiegenden Harnwegsinfektionen und Nierenentzündung oder nach einer Lymphbahnverstopfung im Thorax- oder abdominalen Bereich (Verletzung von in die Niere führenden Lymphgefäßen).
- **Harnsäurekristalle**: kommen im sauren Harn vor. Obwohl Harnsäure bei 16 % von Gichtpatienten und bei Patienten mit malignen Lymphom oder Leukämie erhöht ist, zeigt ihre Anwesenheit gewöhnlich keinen pathologischen Befund oder erhöhte Harnsäurekonzentrationen an.
- **Tripelphosphate**: finden sich im alkalischen Harn, nach Verzehr von Früchten.
- **Calciumoxalate**: trifft man im sauren Harn, nach Kraut- und Spargelessen an.

- **Cystinkristalle**: Vorkommen auf Grund eines genetischen Defekts, man spricht von einer Cystinurie und Homocystinurie, wenn Cystinkristalle und Cystinsteine auftreten. Cystinsteine bilden sich im sauren Milieu und sind oft mit Harnsäurekristallen verwachsen.
- **Leucin und Tyrosin**: sind Aminosäuren und treten bei Leberkranken in Erscheinung.
- **Uratkristalle**: kommen im sauren Harn vor. Bei größerer Menge entsteht ein rötlich-brauner Niederschlag („Ziegelmehlsediment"). Auftreten bei Fieber oder Gicht.

Weiteres im Harnsediment

- **Epithelzellen**: sind physiologisch und kommen aus der Harnblase und der Harnröhre.
- **Bakterien**: meistens Stäbchenbakterien (gram-negative Stäbchen wie E.coli). Wenn nicht viele Bakterien im Sediment enthalten sind und andere Entzündungsmarker wie Leukozyten oder Erythrozyten fehlen, muss nicht zwangsläufig eine Harnwegsinfektion vorliegen (z.B. Fehlermöglichkeit unsaubere Harngewinnung, langes Stehenlassen des Urins, verunreinigtes Gefäß).
- **Pilze**: meistens Hefen. Kleiner als Erythrozyten, farblos, oval. Sie bilden manchmal Ketten mit Verzweigungen (Sprossungen). Oft durch Verunreinigungen.
- **Hefezellen**: Adipositas, Schwangerschaft, Diabetes.
- **Trichomonas vaginalis**: Protozoen, ca. 2–3 mal so groß wie Leukozyten, tragen an einer Stelle 4 Geißeln, im frischen Urin oft ruckartige Fortbewegung sichtbar. Infektionserreger. Urethritis bei Männern, Vaginitis bei Frauen.

Nierenschwelle

Um das Phänomen der Nierenschwelle zu kennen reicht es aus zu wissen, dass sie eine Art **Überdruckventil** ist, das Glucose ab

Blutzuckerwerten von ca. 160 – 180 mg/dl mit dem Urin aus dem Körper ausschwemmt.

Um näher verstehen zu können warum das so ist müssen wir uns jedoch ein wenig mit der Funktionsweise der Nieren und daher mit den Begriffen Osmose und Diffusion befassen. Beiden gemeinsam ist, dass sie einen Transport zwischen zwei Medien darstellen, die durch eine semipermeable (halbdurchlässige) Membran getrennt sind. Das geht solange vonstatten, bis ein **Konzentrationsausgleich** stattgefunden hat, also die Konzentration dieses Stoffes auf beiden Seiten der Membran gleich ist.

Osmose nennt man den Vorgang, wenn dabei das Lösungsmittel selbst von einer Seite der Membran zur anderen wandert, weil die Poren der Membran für den gelösten Stoff zu klein sind. Er kann sie nicht passieren, also kann nur ein Konzentrationsausgleich stattfinden, wenn das Lösungsmittel selbst vom Ort der niederen zum Ort der höheren Konzentration wandert. Die Kraft, mit der dieser Konzentrationsausgleich stattfindet erzeugt einen Druck, der auch als der **osmotische Druck** bekannt ist.

Diffusion hingegen nennt man es, wenn die gelösten Stoffe selber vom Ort der höheren zum Ort der niederen Konzentration wandern. Dies ist immer dann möglich, wenn die Poren der Membran größer sind als die gelösten Stoffe selber. Ursache für diesen Transport ist, dass die in einer Lösung befindlichen Stoffe gegeneinander stoßen und quasi versuchen „sich aus dem Weg zu gehen", indem sie sich zu einem Ort begeben, wo weniger von ihrer Art vorhanden sind.

Und jetzt kommt das Entscheidende: Osmose und Diffusion sind also Transportvorgänge. Und Sie wissen auch, dass ein Transporter nicht unendlich belastbar ist. Dieser hier ist das auch nicht, es gibt ein so genanntes **Transportmaximum**, das bei Glucose eine vollständige Rückresorption nur bis zu einem Blutzucker von 160 – 180 mg/dl ermöglicht. Im Primärharn wird die Glucose aus dem Blut landen, egal wie hoch der Blutzucker ist. Aber aus dem Primärharn kann höchstens eine bestimmte Menge zurück transportiert werden. Der Rest bleibt im Primärharn, der dann später zum Sekundärharn wird.

Und hier greift dann der osmotische Druck der Glucose: Der Rest, der nicht wieder in das Blut abgegeben werden kann bindet Wasser im Primärharn, wodurch sich die Menge des Sekundärharns drastisch erhöht. Das Endergebnis ist eine Exsikkose (Austrocknung des Körpers). Aus den Nieren wandert der Sekundärharn in die Harnblase, die sich bei diesen Mengen natürlich schneller füllt und einen so häufiger zur Toilette führt. Der Körper verliert also viel Wasser und will das wieder ausgleichen, indem er das Durstgefühl steigert.

Die Folge ist, dass der Diabetiker, der wegen seines hohen Blutzuckers viel Wasser verliert (Polyurie) auch viel trinkt (Polydipsie).

Also muss man in diesem Fall nicht häufig zur Toilette, weil man soviel trinkt, sondern man muss soviel trinken, weil man so häufig zur Toilette geht!

Durstversuch / concentration test

Lt. Pschyrembel: Testverfahren zum Nachweis eines zentralen Diabetes insipidus. Beim Verdacht auf Diabetes insipidus (Fehlen oder nicht ansprechen des ADH) gibt man dem Patienten nichts zu trinken und untersucht in Abständen das spezifische Gewicht des Urins. Wenn es nicht ansteigt, liegt eine Störung vor. Der Durstversuch ist recht gefährlich! Der Patient kann in eine Exsikkose kommen!

Formen:

1. Messung der ADH-Konzentration im Plasma oder Harn nach definierter Durstperiode. Fehlender Anstieg von ADH und Weiterbestehen der Polyurie bei Diabetes insipidus.
2. wiederholte Messung von Volumen, spezifischen Gewicht und Osmoralität des gesammelten Urins während der Durstperiode, Anstieg auf 800 mosmol/kg oder ein spezifisches Gewicht von 1020 sprechen für eine physiologische ADH-Sekretion; gleich

bleibend großes Harnvolumen und niedrige Osmoralität sind Zeichen eines Diabetes insipidus.

3-Gläser-Probe

3-Gläser-Probe ermöglicht erste Hinweise auf eine Blutungs- und Entzündungslokalisation. Sie wird meist am Morgen aus dem ersten Urin entnommen. Vor der Gewinnung der Urinproben wird der Genitalbereich mit Wasser oder Intimwaschmittel gereinigt (ggf. die Eichel desinfiziert) damit die Proben nicht mit Bakterien aus dem äußeren Bereich verunreinigt werden. Der Mittelstrahlurin wird in 3 Gläsern aufgefangen und in den verschiedenen Portionen wird das Harnsediment auf Erythrozyten, Leukozyten und Bakterien untersucht. Dadurch kann die Lage eines krankhaften Prozesses festgestellt werden.

Hämaturie (Blut im Urin):

- hauptsächlich in der 1. Portion: spricht dies für eine Blutung in der Urethra/Prostata (z. B. Entzündung, Bakterien)
- hauptsächlich in der 2. und 3. Portion: pathologischer Prozess in der Harnblase (z. B. Tumor)
- nur in der 3. Portion: terminale Hämaturie (z. B. Cystitis oder Prostataadenom)
- in allen drei Portionen gleichmäßig blutiger Urin → pathologische Prozesse in der Niere.

Wasserhaushalt

Für die Aufrechterhaltung der körperlichen Leistungen und der Geistesfunktionen ist der Körper auf eine ausgeglichene Wasserbilanz angewiesen. Deshalb ist eine ständige Regulation notwendig, um eine Austrocknung oder eine Überwässerung zu vermeiden. Je nach körperlicher Belastung, Außentemperatur oder Ernährung muss die Wasserrückresorption genau reguliert und den Bedürfnissen des Organismus angepasst werden.

Die Wassereinfuhr des Körpers geschieht sowohl auf direktem als auch auf indirektem Weg. Unter direktem Weg versteht man Getränke, Atemluft (Luftfeuchtigkeit) oder auch Infusionen. Indirekt erhält der Körper über wasserhaltige, feste Nahrungsmittel ebenfalls Flüssigkeit. Ein gesunder, nicht körperlich arbeitender Mensch trinkt etwa 1500 ml am Tag, 600 ml Wasser erhält er nochmals aus der festen Nahrung. Hierzu kommen dann noch ungefähr 400 ml Oxidationswasser am Tag. Oxidationswasser entsteht im Körper bei jeder Nahrungs-verstoffwechselung. Durch den chemischen Abbau von 1 g Kohlenhydrat entsteht 0,6 ml Wasser, von 1 g Fett werden 1 ml und von 1 g Eiweiß 0,4 ml Wasser freigesetzt. So erhält man eine durchschnittliche Wassereinfuhr von ca. 2,5 Litern am Tag. Um die Wassereinfuhr in einem für den Körper notwendigen Gleichgewicht zur Wasserausfuhr zu halten, müssen ebenfalls 2,5 Liter ausgeschieden werden. Dies geschieht zum einen durch die Urinausscheidung (1,5 l / Tag) und zum anderen werden über die Haut durch das Schwitzen 300 ml sowie über die feuchte Ausatemluft nochmals 500 ml täglich ausgeschieden. Eine Überwässerung (**Hyperhydratation**) entsteht durch ein Missverhältnis zwischen Ein- und Ausfuhr, z. B. durch übermäßige Flüssigkeitsgabe/-einnahme bei bestehender Niereninsuffizienz. Bei gleichzeitiger Herzinsuffizienz wird das Herz überlastet, das Blut staut sich in den Venen und Wasser wird aus den Gefäßen ins Gewebe gepresst (Ödembildung). Bei einem verminderten Wasserangebot kommt es zur Unterwässerung (**Dehydratation**). Ein Defizit von ca. 2 Litern löst ein starkes Durstgefühl aus. Entscheidend bei der Behandlung der Dehydratation ist aber der mit dem Volumenverlust des Wassers einhergehende Verlust der im Wasser gelösten Elektrolyte. Deshalb müssen die Elektrolyte je nach Bedarf bei der Volumengabe mit ausgeglichen werden.

Metabolische Azidose

Alle Stoffwechselreaktionen sind pH-Wert-abhängig. Für die Konstanthaltung des pH-Wertes sorgen die Puffersysteme des Blutes, der Nieren und des Atemtraktes. Das Bikarbonat-Puffersystem ist das Wirkungsvollste. Die sauren Wasserstoffionen (H+) werden von den Bikarbonationen aufgefangen, d. h. die Wasserstoffionen verbinden sich mit den Pufferionen zu Kohlensäure. Diese zerfällt in neutrales Wasser und Kohlendioxid (CO_2), welches über die Lunge abgeatmet werden kann. Je mehr saure Stoffwechselprodukte anfallen, desto mehr Wasserstoff muss gebunden werden und umso mehr Kohlendioxid wird abgeatmet: Der Patient atmet tief und schnell (**Kussmaul-Atmung**)! Die Gegenregulation durch die Niere ist längerfristig. Die Nieren können saure Stoffwechselprodukte beseitigen, indem sie die Wasserstoffionen im Tausch gegen Natriumionen oder gegen Bikarbonationen ausscheiden. Eine Azidose ist eine Störung im Säure-Basen-Haushalt mit Abfall des arteriellen pH-Wertes unter 7,36.

Eine metabolische Azidose (stoffwechselbedingte Azidose) entsteht durch einen **Mangel an säurebindenden Bikarbonatpuffern**. Die **diabetische Ketoazidose** ist die häufigste Form einer metabolischen Azidose. Da ein Diabetiker Glucose zur Energiegewinnung wegen des fehlenden Insulins nicht nutzen kann, verbrennt er stattdessen Fettsäuren. Durch diesen Fettabbau entstehen Ketonkörper, die große Mengen Bikarbonat binden. Dies führt zu einem relativen Bikarbonatmangel, so dass es zur Übersäuerung des Blutes kommt. Als Gegenregulation setzt u. a. die Kussmaul-Atmung ein. Ist dies nicht ausreichend, fällt der Patient ins Koma. Diese lebensbedrohliche Situation muss intensivmedizinisch behandelt werden, wobei das massiv gestörte innere Gleichgewicht medikamentös ausgeglichen wird.

Ursachen:

1. vermehrte Zufuhr oder Bildung von Säuren mit Überforderung der Säureausscheidungskapazität der Nieren (Ketoazidose,

Lactatazidose) oder verminderte Ausscheidung z. B. beim Nierenversagen.

2. Verlust von Basen (z. B. Diarrhöe).

Respiratorische Azidose

Durch eine gestörte Abatmung des Kohlendioxids entsteht eine respiratorische Azidose, indem sich Kohlendioxid bzw. Bikarbonat und Wasserstoffionen im Körper anreichern. Dies ist bei Lungenfunktionsstörungen oder bei einem medikamentös ausgelösten verminderten Atemantrieb (Atemdepression) der Fall. Es kommt zur Zyanose (Blaufärbung der Haut), Somnolenz (Benommenheit) und Dyspnoe (Atemnot). Die Nieren versuchen die Azidose durch vermehrte Wasserstoffausscheidung zu kompensieren, in schweren Fällen (pH-Wert < 7,2) muss der Patient jedoch zur Therapie maschinell beatmet werden.

Metabolische Alkalose

Die metabolische Alkalose wird meist durch Erbrechen oder durch eine Magendrainage ausgelöst. Es kommt zum Verlust von Wasserstoff- und Chloridionen aus der Magensäure. Als Therapie steht in der Regel die Korrektur der Elektrolytstörungen im Vordergrund.

Respiratorische Alkalose

Bei einer zu starken Kohlendioxidabatmung durch Überreizung des Atemzentrums kommt es zur respiratorischen Alkalose, häufig durch psychosomatische Ursache (z. B. Prüfungsstress). Man spricht dann von psychogener Hyperventilation. Andere Ursachen können aber auch Fieber, Schädel-Hirn-Traumen, Hirnhautentzündungen, Blutvergiftung oder Leberversagen und die daraus resultierende Hyperventilation sein.

Zum Verständnis sollte man sich die **Hasselbach'sche Gleichung** *klarmachen – die in beide Richtungen ablaufen kann!*

$CO_2 + H_2O \longleftrightarrow HCO_3^- + H^+$

Durch die Stoffwechselvorgänge fällt Kohlendioxyd (CO_2) an. Dieses reagiert mit Wasser (H_2O) zu Bikarbonat (HCO_3^-) und Wasserstoff (H^+). Je mehr Kohlendioxyd vorhanden ist, desto mehr Wasserstoffionen entstehen und desto saurer wird das Milieu. Ein zu saurer pH-Wert (Azidose) kann entweder respiratorisch (z. B. durch mangelnde Abatmung von CO_2 = Hypoventilation) oder metabolisch durch Störungen der Ausscheidung saurer Valenzen bedingt sein.
Umgekehrt führt eine Hyperventilation oder eine gesteigerte Ausscheidung von Wasserstoffionen (H^+) zu einem erhöhten pH-Wert (Alkalose). Bei der Regulierung des pH-Wertes kommen Substanzen zum Einsatz, die mit H^+ reversible Bindungen eingehen können (z. B. Hämoglobin). Sie werden deshalb auch als „Pufferbasen" bezeichnet. Die entscheidenden Organe der pH-Regulation sind die Lunge und die Nieren. Eine nichtrespiratorisch bedingte Erhöhung oder Erniedrigung des Kohlendioxyd (CO_2) wird als metabolische Azidose bzw. Alkalose bezeichnet (da die Ursache nicht bei der Lunge, sondern im Stoffwechselgeschehen liegt). Der veränderte CO_2-Gehalt des Blutes bewirkt über Chemorezeptoren eine kompensatorische Steigerung oder Verringerung der Atmung. Eine atmungsbedingte Erhöhung oder Erniedrigung des pH-Wertes nennt man respiratorische Azidose bzw. Alkalose. Diese wird durch eine variable Ausscheidung von saurem H^+ (Wasserstoff) oder alkalischen HCO_3^- (Bikarbonat) über die Nieren metabolisch kompensiert.

C-reaktives Protein (CRP)

CRP ist ein Eiweiß, das in der Leber gebildet wird. Es ist ein Entzündungsparameter wie die Blutkörperchen-Senkungsgeschwindigkeit, der Leukozytenanstieg (Leukozytose) und die Temperaturerhöhung (Fieber).

CRP reagiert bei Entzündungen infektiöser und nichtinfektiöser Art, und zwar schneller und deutlicher als die anderen genannten Parameter. Deswegen gehört das CRP auch zu den so genannten **Akute-Phase-Proteinen**. Das sind Blutstoffe, deren Konzentration im Rahmen entzündlicher Erkrankungen ansteigt. In diese Gruppe gehören außerdem noch Präalbumin und Transferrin. CRP steigt auch in dieser Gruppe bei bakteriellen Entzündungen am schnellsten (innerhalb weniger Stunden) und am stärksten an (bis 2000fach!). CRP bindet eingedrungene Fremdstoffe und aktiviert mit Makrophagen und dem Komplementsystem wichtige Schritte der Immunabwehr. Da die Halbwertszeit mit 24 Stunden relativ kurz ist, machen sich Veränderungen im entzündlichen Geschehen direkt in der CRP-Konzentration bemerkbar. CRP eignet sich so sehr gut für Verlaufsbeobachtungen von entzündlichen Erkrankungen. Bei erfolgreicher Antibiotikatherapie fällt es schnell wieder ab. Bei viralen Infektionen ist das CRP nicht oder nur gering erhöht (Ausnahme: Adenoviren).

Blutkörperchen-Senkungsgeschwindigkeit (BKS, BSG)

Die BSG ist ein unspezifischer Suchtest, der Hinweise auf das Bestehen verschiedener Erkrankungen liefert. Vor allem gilt die BSG neben dem CRP, der Temperaturerhöhung und dem Leukozytenanstieg als Entzündungsparameter. Die Blutkörperchen sinken im **ungerinnbar gemachten Blut** ab. Die Geschwindigkeit dieser Senkung wird bestimmt.

Blutkörperchen-Senkungsgeschwindigkeit
Für die Bestimmung der BKS benötigt man 1,6 ml Blut, das mit 0,4 ml Natriumcitrat (hemmt die Gerinnung) gemischt wird. Diese Mischung wird in ein 20 cm langes senkrecht stehendes Röhrchen gefüllt. Nach 1–2 Stunden wird abgelesen, um wie viel die Blutkörperchen sich gesenkt haben.

BKS erhöht bei: Entzündungen (infektiös und nichtinfektiös), Krebsleiden, Blutkrankheiten (Leukämien, Anämien), Plasmozytom, Waldenström-Krankheit.

BKS erniedrigt bei: Polycythämia vera.

Störungen beim Wasserlassen (Miktion) und der Harnausscheidung (Diurese)

Normalerweise werden 700–2000 ml Harn pro Tag produziert und ausgeschieden.
Folgende Miktionsbeschwerden bedürfen der Abklärung:

> **LEITSYMPTOM:**
> beim Urin-Stix-Test sind Nitrit und Leukozyten im Urin!

- **Pollakisurie:** häufiger starker Harndrang und die Abgabe kleiner Portionen Urin („Träufeln" → häufige, tropfenweise Entleerung kleiner Urinmengen, starker Harndrang, jedoch wenig Entleerung durch Irritation der Rezeptoren in der Harnblasenschleimhaut, Überreizung der Nerven aufgrund der Schwellung).
  Ursache: Harnblasenhalsobstruktion, Cystitis, Reizblase, Schrumpfblase, Schwangerschaft, Prostatahyperplasie, Prostataentzündung.
  Therapie: viel trinken!!!

- **Dysurie:** gestörter Harndrang, häufiges und erschwertes Wasserlassen, teilweise mit Schmerzen, schwacher Harnstrahl bei Harnblasenentleerungsstörungen (z.B. Prostatahyperplasie, Cystitis). Oft in Kombination mit Pollakisurie.
  Ursache: Harnwegsinfekte, Harnabflussbehinderung, selten psychogen, Cystitis.

- **Polyurie:** vermehrte Harnausscheidung (Harnflut) über 2000 ml/24h. Die normale Urinausscheidung beträgt zwischen

1 – 1½ Liter pro Tag. Häufig mit **Polydipsie** (erhöhter Durst). In der Anamnese wird man eher auf die erhöhte Trinkmenge hingewiesen *(oder wissen Sie genau, wie viel Urin Sie so täglich lassen?* ☺ *)*.
Ursache: Diabetes mellitus und Diabetes insipidus.

- **Anurie:** Harnverhalten. Die Urinproduktion kommt zum Stillstand, bzw. sinkt unter 100 ml pro Tag. Beide Nieren müssen betroffen sein!
  Ursache: prärenal, renal, postrenale Ursachen (Niereninsuffizienz, Nierenversagen, Kreislaufschock, Exsikkose).
  Komplikationen: kann in eine Urämie (Retention harnpflichtiger Substanzen) oder nach 14 Tagen in eine Polyurie übergehen, die im Laufe der nächsten Wochen oder Monate ausheilt.

- **Strangurie:** Harnzwang, bei Miktion heftigste krampfartige Schmerzen.

- **Oligurie:** verminderte Harnausscheidung, unter 500 ml Harn pro Tag.
  Ursache: bei Flüssigkeitsverlust, unzureichende Flüssigkeitszufuhr, akutem Nierenversagen, Dehydration, Infektionen oder Harnabflussstörungen.

- **Hämaturie:** Rotfärbung des Urins, Erythrozyten im Urin
  Makrohämaturie: mehr als 1 ml Blut / 1 Liter Urin mit sichtbarer Verfärbung
  Mikrohämaturie: Erythrozyten im Urin, jedoch ohne sichtbare Verfärbung
  Ursache: z. B. durch Farbstoffe (Rote Beete), Medikamente, Infektionen, Menstruation, Steinleiden.

- **Nykturie:** mehrmaliges nächtliches Wasserlassen.

Ursache: Rückresorption von Ödemen bei Rechts-Herzinsuffizienz, Varizenödem, Cystitis und den meisten Polyurie-Syndromen.

- **Proteinurie:** (Albuminurie) Eiweiß im Urin. Der Urin schäumt. Eiweißausscheidung über 150 mg/Tag ist bereits pathologisch!

- **Algurie:** Brennen beim Wasserlassen.

Schulmedizinische Erklärungen der Erkrankungen

Erkrankungen des Urosystems

Erkrankungen der Nieren

- Begünstigende Faktoren für eine Harnwegsinfektion
- Cystitis (Harnblasenentzündung)
- Reizblase (neurogene Blase)
- Nephritis (Nierenentzündung)
- Akute Glomerulonephritis (aGN / Bright'sche Nierenerkrankung der Nierenkörperchen)
- Chronische Glomerulonephritis (cGN)
- Rapid progressive Glomerulonephritis (RPGN)
  o Goodpasture-Syndrom
  o Morbus Wegener
- Nephrotisches Syndrom (Eiweißverlustniere / früher Nephrose)
- Kimmelstiel-Wilson-Syndrom (diabetische Glomerulosklerose)
- Pyelitis (Nierenbeckenentzündung, PN) AKUT → ab zum Arzt!!
- Pyelonephritis (Nierenbecken und Nierengewebe / Nierenparenchym)
- Nephropathia gravidarum (Schwangerschaftsniere)
- Schrumpfniere
- Akutes Nierenversagen (Schockniere)
- Chronisches Nierenversagen / Niereninsuffizienz
- Urämie (Harnvergiftung)
- Urämisches Koma
- Dialyse
- Nephrolithiasis (Nierensteinleiden)
- Nierenkolik
- Nierenzysten (außen)
- Zystennieren (innen)
- Nierentumor und -karzinom (Hypernephron)
- Wilms-Tumor (Nephroblastom)
- Gicht (Arthritis Urica)
- Gichtniere (Gichtnephropathie)
- Blasenkarzinom

- Harninkontinenz
- Hämolytisch-urämisches Syndrom (HUS, Infektionskrankheit)
- Diabetes insipidus (Wasserharnruhr)
- Nierenempyem
- Nierenabszess
- Niereninfarkt
- Renale Agenesie
- Ektopie (Ektopia)
- Hufeisenniere (Ren arcuatus)
- Wanderniere / Senkniere (Ren mobilis)
- Renale Anämie
- Nierenarterienstenose
- Diabetische Nephropathie

Begünstigende Faktoren für eine Harnweginfektion

- **Harnabflussstörungen**: dazu kann es z. B. durch anatomische Anomalien der Nieren und der ableitenden Harnwege kommen. Auch durch eine Gebärmuttersenkung, durch Verlegungen durch Steine, Tumoren oder durch ein Prostataadenom.
- **Kälte**: Kalte Füße, kalte Nieren (dämpfen das lokale Immunsystem, Auflockerung der Schleimhaut), Durchnässung.
- **Gicht, Diabetes mellitus.**
- **Abwehrschwäche**
- **Schwangerschaft**
- **Schmerzmittelabusus** (Analgetika)
- **Kathetesierung** und urologische Untersuchung mit unsterilen Instrumenten.
- **Bakterien**: meist erfolgt die Keimbesiedlung des Harntraktes durch aufsteigende Bakterien aus dem Stuhl (meist Escherichia coli Bakterien, Klebsiellen, Enterokokken, u. a.).

Cystitis (Harnblasenentzündung)→ *Kein Fieber!*

Es kommt zu einer schmerzhaften Entzündung der Harnblasenschleimhaut.

Ursache: meist durch Erreger i. d. R. aufsteigend über die Harnröhre, sowie begünstigende Faktoren (s. o.).

Symptome: Dysurie mit Pollakisurie, Algurie. evtl. Nykturie, Bakteriurie (trüber, eitriger Urin durch Bakterienbesiedlung), evtl. Hämaturie (Erythrozyten im Urin).

Diagnose: bei akuter Entzündung treten Nitrit, Epithelien, Leukozyten geringfügig Albumine und viele Bakterien (mehr als 100 1.000/ml) im Urin auf (evtl. auch Erythrozyten). Proteinurie kommt nur vor wenn das Nephron betroffen ist.

Komplikationen: chronischer Verlauf, Urethritis (aufsteigende bakterielle Besiedelung der Harnwege → Entzündung der Harnröhre).

Therapie: lokale Wärmeanwendung, *Kneipp-Anwendungen, alle ½ Std. 10 minütige Sitzbäder mit Bergamotte (8 – 10 Tropfen), Goldrute, Bärentraubenblätter, Petersilienfrüchte, tägliche Trinkmenge von mind. 2 Litern.* In jedem Fall muss geprüft werden, ob eine Antibiotikagabe durch den Arzt erforderlich ist.

✋ **Wichtig**: bei einer Harnblasenentzündung tritt **KEIN FIEBER** auf!! Fieber weist auf eine Komplikation hin (z. B. Pyelonephritis, Prostatitis)!
Fieber tritt im Allgemeinen bei einer Infektion von parenchymatösen Organen (Niere, Prostata) auf. Bei einer Infektion von Häuten (Schleimhäuten, Körperhaut, Übergangsepithel, etc.) kommt es nicht zum Fieber!!

Frauen sind bei einer Cystitis immer stärker gefährdet als Männer. Die Ursache hierfür ist die Länge der Harnröhre und die unmittelbare Nähe der Analregion. Die Darmbakterien wandern die Harnröhre hinauf und vermehren sich in der Harnblase. Da die weibliche Harnröhre zwischen 2,5 – 4 cm, die männliche jedoch

20 – 25 cm lang ist, ist logisch, dass die Bakterien die kürzere Strecke wesentlich schneller überwinden können. Wenn die Bakterien jetzt nicht schnell genug ausgespült werden (weil z. B. zu wenig getrunken wird), entsteht die Cystitis, bei der das Epithel der Harnblase durch die Bakterien angegriffen wird. Beim Mann entsteht eine Cystitis meist durch Harnblasenentleerungsstörungen (z. B. bei Prostatahypertrophie → Verlegung des Harnabflusses). Ursache einer Harnblasenentzündung kann aber auch ein Harnblasentumor sein! **Bitte abklären lassen!!** Auch eine Unterkühlung kann zu einer Cystitis führen. Bei einer Abkühlung entsprechender Hautzonen (nach Head) können eine reflektorische Minderdurchblutung und damit eine Infektanfälligkeit der Harnblase resultieren.

Differentialdiagnose bei Cystitis:

Reizblase (neurogene Blase)

Im weiteren Sinn geht jede Harnblasenentzündung mit einer Reizblase einher. Oft wird der Begriff jedoch nur für jene Patienten verwendet, bei denen keine (körperliche) Ursache, kein eindeutiger Grund für die Beschwerden gefunden werden kann. Es können also **keine Erreger** nachgewiesen werden! Eine Reizblase kann grundsätzlich auch bei Männern vorkommen, am häufigsten sind aber Frauen davon betroffen.

Die Reizblase kommt häufig vor. Die Betroffenen schweigen jedoch oft aus falscher Scham, obwohl die Beschwerden so stark ausgeprägt sein können, dass die Teilnahme am öffentlichen Leben erschwert oder sogar unmöglich wird.

Der Begriff „Reizblase" bezeichnet keine eigenständige Krankheit, sondern lediglich ein Beschwerdebild. Die Betroffenen klagen über einen sehr starken Harndrang und müssen sehr oft Wasser lassen. Dabei sind die Urinmengen jedoch gering. Kann das Dranggefühl nicht mehr unterdrückt werden, kommt es zu einem unwillkürlichen

Urinverlust. Diese Form der Inkontinenz (die verloren gegangene Fähigkeit, den Urin zu halten) nennt man Dranginkontinenz oder auch Urgeinkontinenz.

Manchmal geht das Krankheitsbild der Reizblase auch mit diffusen Unterbauchschmerzen einher. Die Beschwerdebilder mit Schmerzen im Unterbauch fasst man bei beiden Geschlechtern unter dem Begriff des **chronischen Unterbauchschmerz-Syndroms** (pelvic-pain-syndrome) zusammen. Aus schulmedizinischer Sicht vermutet man, dass die Symptome der Reizblase auf psychovegetativen Störungen beruhen.

Nierenentzündung (Nephritis)

Eine Nierenentzündung ist die Sammelbezeichnung für akut oder chronisch verlaufende Erkrankungen des Bindegewebes der Niere oder der Nierenkörperchen (Glomeruli). Es kommt dabei zu einer Störung der Filterfunktion der Nieren und zur Ausscheidung von Blut oder Eiweiß in den Harn. Eine Entzündung der Nierenkörperchen (Glomerulonephritis) ist eine häufige Erkrankung bei Kindern, die meist harmlos verläuft. Es kann sich aber auch ein Nephrotisches Syndrom entwickeln. Insgesamt ist die Nierenentzündung bei nicht immer bekannter Ursache eine eher seltene Erkrankung, bildet jedoch die zweithäufigste Ursache für ein Nierenversagen. Die Folge ist Urämie. Da die Nieren relativ hohe Funktionsreserven haben, dauert es oft Jahre, bis die Beschwerden deutlich werden. Je früher eine Nierenerkrankung diagnostiziert wird, desto bessere Heilungschancen sind gegeben.

Naturheilkunde: Vogelknöterich-Milch (3 – 4 Tassen pro Tag) zeigt eine entzündungshemmende Wirkung. Pro Tasse einen gehäuften Teelöffel Vogelknöterich (Wegerich, Polygonum avirulare) mit kochender Milch übergießen, gut warm und schluckweise trinken. Zinnkraut-Sitzbäder.

Akute Glomerulonephritis (aGN)

Die akute Glomerulonephritis (postinfektiöse Glomerulonephritis oder Bright'sche Erkrankung genannt) tritt vorwiegend bei Kindern auf, eher bei Knaben (Ursache unklar). Sie ist die **häufigste Ursache der Urämie**!! Es ist eine abakterielle (autoimmun- bzw. Immunkomplex-bedingte) doppelseitige Nierenentzündung mit Befall der Glomeruli, die häufig im Rahmen einer fehlgeleiteten Immunreaktion (1−6 Wochen nach einer Infektion) auftritt. Es kommt zu einer Post-Streptokokkeninfektion.

Ursache: Die aGN tritt meist infolge einer Infektion der oberen Luftwege mit **beta-hämolysierenden Streptokokken** (z. B. eine Hals- oder Mandelentzündung, Ohrenentzündung) auf und beginnt ca. 1−6 Wochen nach der ersten Infektion. Durch die Toxine der Erreger in den Glomeruli kommt es zu einer Antigen-Antikörper-Reaktion (Zweiterkrankung!). Die Bakterien treten durch den Mund ein und deren Toxine gehen an die Nieren. Es sind stets beide Nieren betroffen. Bei Erwachsenen lässt sich die Ursache oft nicht eindeutig feststellen, meist liegt aber ein immunologischer Vorgang zugrunde. Es kann ebenfalls eine Infektion (Zahnwurzelabszess) die Ursache sein, oder es ist ein Zusammenhang mit einer Autoimmunerkrankung gegeben.

Symptome: i. d. R. 1−6 Wochen nach dem Streptokokkeninfekt (**Volhard-Trias**):
zuerst verstopfen die Immunokomplexe die Poren der Glomerulumkapillaren und es kommt zur **Oligurie**. Der Filtrationsdruck der Niere ist erniedrigt. Dadurch wird Renin ausgeschüttet (es macht die Gefäße eng). Es kommt zu einer allgemeinen Vasokonstriktion, Wasser kann nicht ausgeschieden werden und es kommt zur **arteriellen Hypertonie** (Bluthochdruck). Der diastolische Wert kann über 100 mmHg steigen; der systolische bleibt normal. Durch die Hypertonie kann es zu Sehstörungen und Kopfschmerzen kommen. Durch den erhöhten Blutdruck

kommt es zum Flüssigkeitsaustritt aus den Gefäßen. Im Gesicht befinden sich viele Gefäße. Hier sind die Ödeme am ehesten sichtbar (**Lidödeme**). Dann wird aber auch das Nierenparenchym geschädigt. Somit ist die Filterfunktion der Nieren gestört und es entsteht **Hämaturie**. Der **Urin** verfärbt sich **fleischwasserfarben**. Durch die Entzündung ist die Durchlässigkeit des Glomerulumsiebes erhöht und Erythrozyten sowie Eiweiße können durchtreten (**Proteinurie** → Albuminurie). Durch den Eiweißmangel bei Proteinurie kommt es ebenfalls zum Flüssigkeitsaustritt aus den Gefäßen, da die Eiweiße normalerweise Wasser binden und dieses im Blutgefäß halten (**Eiweißmangelödeme**). Die Harnproduktion wird vermindert (**Oligurie**). Statt der üblichen 1 – 2 Liter pro Tag werden nun nur 0,5 Liter oder weniger ausgeschieden.

Volhard-Trias *(Nach Franz Volhard (1872 – 1950), deutscher Internist)*
- arterielle Hypertonie
- Hämaturie
- Ödeme
Die Hälfte der Fälle verläuft jedoch symptomlos!

Allgemeine Nierensymptome: Fieber (i. d. R. hoch), Nierenklopfschmerz (die Nierenkapselspannung verursacht Schmerzen, die durch Perkussion am Nierenlager verstärkt werden können), Müdigkeit, Abgeschlagenheit, Kopfschmerz (durch arteriellen Hochdruck), Übelkeit, Erbrechen (Entlastungsversuch), Schmerz bei Erschütterung, vermehrter Durst.

Diagnose: Es erfolgt eine labormedizinische Untersuchung des Blutes sowie des Harns auf Erythrozyten, vorhandenes Eiweiß und das Stoffwechselprodukt Kreatinin. Leichte Erhöhung der harnpflichtigen Substanzen (Harnsäure, Harnstoff und Kreatinin) im Blut.

Beschleunigte Blutkörperchensenkung (BSG+). Eine Sonographie der Nieren zeigt deren mögliche Verkleinerung infolge der Erkrankung. Zur Untersuchung des Nierengewebes auf den Grad der Schädigung wird eine Biopsie der Niere gemacht. Bei Symptomlosigkeit erfolgt die Diagnose der akuten Glomerulonephritis als Zufallsbefund der Hämaturie.

Therapie: Eine spezifische Behandlung ist in den meisten Fällen nicht möglich. Bekämpfung der Grundursache (i. d. R. rheumatisches Fieber). Hochdosierte **Antibiotikagabe** durch den Arzt ist unerlässlich wenn noch eine bakterielle Infektion besteht! In der Entzündungsphase wird Bettruhe verordnet zur Entlastung des Herz- und Kreislaufapparates. Diät (kochsalz-, flüssigkeits- und eiweißarm). Bei starker renaler Anämie: Bluttransfusionen. Blutdrucksenkende Mittel (Diuretika).

Naturheilkunde: Zur Behandlung der Ödeme nimmt man 2 Teelöffel voll klein geschnittene Hauhechelwurzel (ononidis spinosa) auf eine Tasse kaltes Wasser, über Nacht zugedeckt ziehen lassen. Morgens den Tee leicht anwärmen und abseihen. Die Tasse verteilt auf eine ½ h vor und eine ½ h nach dem Frühstück. Die zweite Möglichkeit um die Ödeme abzubauen: 1 schwachen Teelöffel Holunderrinde (sambucus) über Nacht kalt ansetzen. Morgens den Tee leicht anwärmen und je ¹/₃ Tasse nach den 3 Mahlzeiten trinken. Größere Mengen von Holunderrinde können Durchfall und Erbrechen auslösen, deshalb nur schwach dosieren!

Allgemein bei aGN: ansteigende Reibesitzbäder (35 – 42 °C) bis zu 10 min. Den Körper dabei kräftig reiben oder bürsten. Keine kalten Anwendungen! Hochwarme Einläufe unterstützen enorm!!

Ausheilung bei der aGN: 80 – 85 % heilen nach 6 – 8 Wochen problemlos aus. Die anderen Fälle gehen in eine chronische Verlaufsform über. Gefährlich, weil an den Entzündungen in der Niere in 10 – 15 % der Fälle ein Autoimmunprozess in Gang gesetzt werden kann, der zur chronischen GN führt!

Chronische Glomerulonephritis (cGN)

Es kommt zu einem schleichenden Verlust der Nierenfunktion durch Sklerose (Gewebeverhärtung) der Nierenkörperchen – meist über Jahre hinweg.

Ursachen: Über die genauen Ursachen ist wenig bekannt. Meist liegt **keine** vorausgegangene akute Glomerulonephritis vor! Man vermutet ein Immungeschehen! Die cGN ist die **häufigste Ursache der Niereninsuffizienz**!!

Unterschiedliche Verläufe sind möglich:
1. **hypertonischer Verlauf:** die Blutgefäßschlingen in den Glomeruli sind verändert und behindern den Blutdurchfluss so stark, dass der Filtrationsdruck sinkt → Blutdruckerhöhung (diastolischer Wert ist erhöht, systolisch normal). Hypertonie ist oft das einzige Symptom. Proteinurie < 4 g/Tag.
2. **ödematöser Verlauf** mit Ödembildung im Gesicht. Hier treten die Ödeme jedoch wegen der Albuminurie > 4 g/Tag auf, die Bluteiweiße sind verringert (Hypoproteinämie).

Symptome: Es bestehen oft über Jahre hinweg keine Beschwerden. Die Symptome sind unter Umständen schwach ausgebildet, so dass der Verlauf schleichend ist. Müdigkeit, Abgeschlagenheit, Kopfschmerzen (durch erhöhten Blutdruck). Die cGN kann sich über Jahre hinziehen, heilt i.d.R. nicht mehr aus und führt im fortgeschrittenen Zustand zur zunehmenden Niereninsuffizienz und somit zur Dialyse (Blutwäsche, alle 3 Tage). In der Regel sind beide Nieren betroffen.

Diagnose: Der Harn zeigt eine Erhöhung der Werte von Harnstoff und des Stoffwechsel-Abbauproduktes Kreatinin, wenn mehr als 50 % des Nierengewebes zerstört ist. Über den Zustand des Nierengewebes gibt eine Biopsie Auskunft. Im fortgeschrittenen Stadium kann die Sonographie eine geschrumpfte Niere anzeigen.

Komplikationen: Nephrotisches Syndrom → Schrumpfniere → Niereninsuffizienz → Dialyse (Blutwäsche) → Tod. Bei 4% der Erkrankten → Niereninsuffizienz. Letalität: 2% innerhalb 3–18 Monaten!! **Schlechte Prognose**!

Therapie: Eine kausale Behandlung der Erkrankung ist aufgrund der unklaren Ursache oft nicht möglich, sodass je nach Beschwerden behandelt wird. Schonende Lebensführung, Anstrengung und Kälte vermeiden um Herz und Kreislauf zu entlasten, später Dialyse, evtl. Nieren-Transplantation. Zur Entlastung der Nieren sollte auf richtiges Essen und Trinken (kochsalz-, flüssigkeits- und eiweißarm) geachtet werden. Neben erhöhter Flüssigkeitszufuhr fördert kurzes Fasten in den ersten Krankheitstagen oder eine Reduktion auf Rohkost und eiweißarme Nahrung, sowie Reduzierung von Salz und starken Gewürzen den Heilungsprozess. In der Folge sollte vegetarischen Gerichten der Vorzug gegeben werden. Auf Nikotin sollte bei einer Nierenerkrankung verzichtet werden. Rauchen schädigt die Blutgefäße und erhöht den Blutdruck. Eine Wärmebehandlung der Nierengegend (Heizkissen, Wärmflasche) kann der Heilung einer Nierenerkrankung förderlich sein, ist allerdings mit dem Arzt abzusprechen. Die Erwärmung regt die Harnausscheidung an und kann das Ausscheiden von Protein in den Harn verringern.

Naturheilkunde: ein ausgezeichnetes Nahrungsmittel ist Kürbis! Er sorgt für eine starke Harnabsonderung. 2–3 Pfund in Würfel geschnittenen Kürbis mit wenig Wasser oder Milch ansetzen und bei milder Hitze 2 Stunden zu einem dicken Brei kochen. Mit Butter oder weiterer Milch vermischen und in 3–4 Portionen tagsüber verteilt essen. Verstopfungen schnell mit Einläufen beseitigen. Keine kalten Anwendungen!

Rapid progressive Glomerulonephritis (RPGN)

Es ist eine seltene (schnellverlaufende) Erkrankung der Nieren, die zu einer Zerstörung der Nierenkörperchen führt, deren genaue

Entstehung aber unbekannt ist. Sie kann mit einer akuten Glomerulonephritis auftreten. Innerhalb der Nierenkörperchen (Glomeruli) kommen halbmondförmige Zellhaufen (**Halbmondbildung**) vor. Die Schädigung der Nierenkörperchen führt zu einem raschen Verlust der Nierenfunktion (50 % der glomerulären Filtrationsrate) innerhalb von Wochen bis Monaten mit nephritischem Bild hinweg zu einer Niereninsuffizienz.

Man unterscheidet 3 Formen der RPGN:
1. 10 % **Goodpasture-Syndrom** (Anti-Basal-Membran Glomerulonephritis)
2. 40 % Immunkomplex Glomerulonephritis
3. 50 % **Morbus Wegener** (Pauci-Immun Glomerulonephritis)

Immunhistochemisch lassen sich beim Goodpasture-Syndrom lineare Antibasalmembran Antikörper nachweisen und bei einer Immunkomplex Glomerulonephritis granuläre Immunkomplexe. Bei den Pauci-Immun Glomerulonephritiden (Polyarteritis nodosa Mischform oder Mikroform und Morbus Wegener) hingegen lassen sich Immunglobuline (IgM, selten andere) und Komplementkomponenten lediglich innerhalb der Nekrosen, nicht aber in den gut erhaltenen glomerulären Kapillaren nachweisen.

Ursachen: Aufgrund einer ungeklärten Antikörperreaktion des Immunsystems werden die Nierenkörperchen zerstört, was zu einem Nierenversagen führt. Auch können generelle Erkrankungen des Immunkomplexes die Nieren betreffen. Beim **Goodpasture-Syndrom** werden auch die Lungenkapillaren angegriffen.

Symptome: Abrupter Beginn, Patienten leiden unter Abgeschlagenheit, Hypertonie und Fieber, es treten in etwa der Hälfte der Fälle Ödeme auf. Mit ziemlicher Sicherheit ist Blut im Harn. Ekelgefühle, Erbrechen und Schmerzen in der Bauchgegend können vorkommen. Es kann eine gleichzeitige Lungenerkrankung vorliegen

(Goodpasture-Syndrom: Lungenblutung oft erstes Symptom, Dyspnoe). Nierenversagen bis zu Dialysepflichtigkeit innerhalb von Tagen und Wochen.

Diagnose: Es erfolgt eine labormedizinische Untersuchung des Blutes sowie des Harns auf Blutkörperchen, vorhandenes Eiweiß und das Stoffwechselprodukt Kreatinin. **Hoher Anstieg** von Harnsäure, Harnstoff und Kreatinin im Blut. Beschleunigte Blutkörperchensenkung (BSG+). Eine Sonographie der Nieren zeigt deren mögliche Verkleinerung infolge der Erkrankung. Zur Untersuchung des Nierengewebes auf den Grad der Schädigung wird eine Biopsie der Niere gemacht.

Therapie: Hierbei gibt es keine Therapie! Man kann nur auf die Symptome einwirken. Es wird mit Steroiden und Immunsuppressiva behandelt. Ohne Behandlung führt diese Nierenerkrankung rasch zur Niereninsuffizienz und macht eine Dialyse (Blutwäsche in der künstlichen Niere) notwendig. Die Behandlung sollte so früh wie möglich erfolgen.

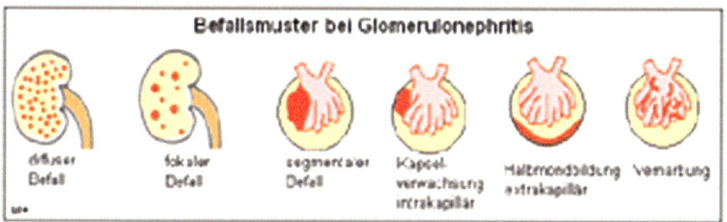

Nephrotisches Syndrom (Eiweißverlustniere)

Wurde früher auch Nephrose genannt. Hierbei handelt es sich um degenerative Veränderungen an den Tubuli und Glomeruli (Ablagerungen, Schrumpfungen). Die Eiweißverlustniere kann prinzipiell bei jeder die Glomeruli befallenden Nierenerkrankung

99

mit langer chronischer Belastung auftreten. Betroffen sind oft Diabetiker! Das Nephrotische Syndrom bedeutet eine vermehrte Ausscheidung von Eiweiß in den Harn (Proteinurie) und einen Anstieg der Blutfette (Hyperlipoproteinanämie). Am häufigsten tritt es bei Kindern bis 4 Jahren und bei jungen Männern auf, kann aber je nach Ursache in jedem Lebensalter vorkommen.

Ursachen: chronische Glomerulonephritis (80 %), chronische Entzündungen durch Schwermetallablagerungen (Blei, Quecksilber und Amalgan verstopfen das filigrane Filtersystem der Niere), Medikamente (Antirheumatika, Schmerzmittel, Quecksilberverbindungen, besonders bei Antiepileptika, Goldpräparate) und Drogen (Heroin). Es kann aber auch Ausdruck einer primären Krankheit wie Diabetes, Hepatitis oder einer HIV-Infektion sein.

Schmerzmittel mit Phenazitin schädigen die Nieren (**Phenazetin-Niere**). Paracetamol wird zu Phenazitin abgebaut (z. B. bei jahrelanger Einnahme, z. B. bei Rheumaerkrankungen). Eine Degeneration durch Phenazitin kann nicht wieder rückgängig gemacht werden, die Schädigung addiert sich auch bei längerer Einnahmepause!

Symptome: Die Glomerulumkapillaren sind undicht geworden und nun können Bluteiweiße (Albumine) hindurchtreten (**Proteinurie/Albuminurie**). Durch eine hochgradige Eiweißausschüttung ist der Harn schäumend und trüb (**Schaumkrone**). Durch den Mangel an Bluteiweißen mit osmotisch bedingtem Wassernachfluss resultieren **Hypoproteinämie**. Abgeschlagenheit, Bauchschmerz und Appetitlosigkeit tritt ein. Es kommt zu massiven Flüssigkeitsansammlungen im Gewebe (**Ödeme**), die zuerst die Augenlider, das Gesicht und später auch Knie und Beine anschwellen lassen, evtl. **Anasarka** (großflächige Ödeme) aber erst bei fortgeschrittener Degeneration. Durch die mangelhafte Wasserausscheidung kann es zu einer Gewichtszunahme von mehr als 20 % des normalen

Körpergewichts kommen. **Hyperlipidämie** durch den Verlust der Beta-Globuline, die Fette binden können. Fette schwimmen nun pur im Blut rum und man findet erhöhte Fettwerte im Blut sowie eine Fettausscheidung im Urin (**Lipidurie**). Ein Muskelschwund kann vorkommen, der wegen der Ödeme oft nicht erkannt wird. Bei einem länger bestehenden Nephrotischen Syndrom kann es zu einer breiten Palette von Symptomen kommen, die vielleicht nicht eindeutig zuzuordnen sind und einer Proteinmangelernährung ähneln. Beispiele dafür sind spröde Haare und brüchige Nägel, erhöhte Brüchigkeit der Knochen durch Demineralisation, Herzmuskelentzündung und erhöhte Infektanfälligkeit (Antikörper sind auch Proteine!). Auch vermehrter **Durst** ist die Folge, da die Albumine bei der Diurese einen Wassermantel mitnehmen und es so zu einem Wasserverlust kommt. Es kann sich in Folge eine Niereninsuffizienz entwickeln.

Hungernde Kinder in der 3. Welt haben dicke Bäuche! **Warum?** Weil sie zuwenig Eiweiß im Blut haben. Dadurch kann das Wasser im Blut nicht mehr gebunden werden und wandert ins Gewebe oder in die Bauchhöhle.

Komplikationen: Krankheitsverlauf über Jahre, Symptome meist nicht sehr heftig ausgeprägt. Der Degenerationsprozess kann durch Behebung der Ursache gestoppt werden, endet jedoch meistens an der Dialysemaschine. Schrumpfniere.

Therapie: siehe Glomerulonephritis.

Kimmelstiel-Wilson-Syndrom

Auch **diabetische Glomerulosklerose** genannt. Es handelt sich um eine Komplikation einer im Spätstadium des Diabetes mellitus auftretenden Nierenerkrankung, die durch Veränderungen der kleinen und kleinsten Nierengefäße (Kapillare) gekennzeichnet ist.

Es kommt zu einer „Verzuckerung" der Glomerulumschlingen. Es lagert sich Zucker auf/in den Schlingen ab und verstopft somit die Poren.

Ursache: Schädigung der glomerulären Kapillaren bei langjährigem, meist mehr als 10 Jahre bestehenden Diabetes mellitus, vor allem bei schlechter Blutzuckereinstellung.

Symptome: Anfangs nur eine vermehrte Eiweißausscheidung (Mikroalbuminurie) im Urin nachweisbar, später manifeste Proteinurie und Nephrotisches Syndrom. Spätere Stadien zeigen eine mehr oder minder ausgeprägte Nierenfunktionsstörung (Niereninsuffizienz). Wie alle Spätschäden des Diabetes mellitus ist auch das Kimmelstiel-Wilson-Syndrom durch eine gute Diabeteseinstellung hinauszuschieben, bzw. vollkommen zu verhindern. Das Kimmelstiel-Wilson-Syndrom ist die häufigste Ursache für Dialyse-Behandlungen.

Pyelitis (Nierenbeckenentzündung) *AKUT* → *ab zum Arzt!!*
Pyelonephritis (Nierenbecken und Nierenparenchym)

Es ist die häufigste Erkrankung der Nieren. Oft bei Kleinkindern bis zu 3 Jahren (durch das Windelmilieu), Mädchen sind 3x häufiger betroffen als Jungen. Es handelt sich um eine bakterielle Entzündung des Nierenbeckens (Pyelitis), der Nierenkelchschleimhaut und des Nierenzwischengewebes (Interstitiums). Auch das Nierenmark kann beteiligt sein.

Ursachen: Bakterien (Kolibakterien, Streptokokken, Staphylokokken):
• aufsteigend von der Harnblase aus über die Harnröhre, zu 60% Kolibakterien.
• absteigend hämatogen über das Blut und über die Glomeruli, meist Streptokokken.

Begünstigend wirkt eine Behinderung des Harnabflusses, z. B. bei Prostatavergrößerung, Schwangerschaft, Nierensteinen und Harnleiterknickung. Aus einer nicht vollständig ausgeheilten Harnwegsinfektion kann sich eine chronische Nierenbeckenentzündung entwickeln, deren Symptome schwächer sind, die aber zu einem lebensbedrohlichen Nierenversagen führen kann.

✍ **Achtung**: Diabetes mellitus begünstigt die Pyelonephritis aufgrund der schlechten Abwehrlage. Die Infektion kann bis zur Blutvergiftung (Urosepsis) führen (Erreger überschwemmen den Organismus).
Die Narben am Nierenparenchym stenosieren die Blutgefäße. Dadurch sinkt in dem/den betreffenden Nephron/en die glomeruläre Filtrationsrate ab und der distale Tubulus meldet nun über die Macula Densa dem Polkissen des Vas afferens, dass der „Schwung" des Filtrates nicht ausreicht. Daraufhin wird Renin ausgeschüttet, dass über eine Zwischenstufe Angiotensin2 entstehen lässt (s. RAAS). Dadurch steigt der Blutdruck an. Aber die Narben werden ja nicht beseitigt! Der distale Tubulus „schimpft" und fordert immer weiter nach Renin und der Blutdruck steigt immer weiter und weiter an → **maligner Hypertonus**.

Fördernde Faktoren: Kälte (dämpft das lokale Immunsystem!), kalte Füße, kaltes Wetter, Unterkühlung, Stress, Menstruation (das Scheidenmilieu verändert sich).

Symptome: Eine akute Nierenbeckenentzündung verursacht **Fieber** und **Schmerzen**. Der Allgemeinzustand ist stark beeinträchtigt. Häufig zuerst Harnblasenentzündung (**Cystitis**) mit Harndrang. Die Bakterien, die in der Niere überleben, werden mit dem Urin in die Harnblase geschwemmt und reizen diese weiterhin. Es kommt zu stechenden, pochenden Schmerzen die in den Bereich der Lendenwirbelsäule (LWS) ausstrahlen. **Einseitiger Flanken-Klopfschmerz** den man bei Handschlag in die Taille auslösen kann. Er wird verursacht durch ein Ödem in den Nieren, welches sich an der Nierenkapsel bemerkbar macht.

Der Körper versucht die „Überschwemmung" der harnpflichtigen Substanzen loszuwerden. Entweder gibt er die harnpflichtigen Substanzen in den Magen ab und es folgt eine Ausscheidungsgastritis oder die Abgabe über den Atem und den Schweiß. Evtl. **Meteorismus**, da der Darm bei einer kräftigen Entzündung seine Tätigkeit reflektorisch einschränkt. Auch vermehrter Durst (**Polydipsie**), sowie Übelkeit mit Erbrechen stellen einen Entlastungsversuch dar. **Nykturie** (nächtliches Wasserlassen).

Diagnose: Da das Hormon Erythropoetin fehlt, welches die Bildung der Erythrozyten stimuliert, kommt es zur **Anämie**. Im Blut findet man eine **Leukozytose** (mit Linksverschiebung) und eine beschleunigte Blutkörperchensenkungsreaktion (BSG+), CRP-Anstieg. Im Harnsediment sind Leukozyten, Erythrozyten, Eiweiße, Bakterien (**Bakteriurie,** Keimzahl im Mittelstrahl mehr als 10/ml.) Harn kann wolkig sein (Nebelschwaden schwimmen im Harn). **Hämaturie** bei starker Entzündung! **Proteinurie** (nicht bei der Pyelitis!)

Differentialdiagnose: eine Pyelonephritis (PN) entsteht meist als Komplikation einer Cystitis, d.h. der „normale PN-Patient" hat, genauso wie bei einer Cystitis Pollakisurie, Nykturie und Harndrang! *ABER- bei der Cystitis tritt kein Fieber auf, bei der PN schon!*

Therapie: Selbsthilfemaßnahmen sind hier nicht sinnvoll, die Krankheitserreger müssen mit Antibiotikagabe durch den Arzt bekämpft werden. Wenn jedoch das Antibiotikum wegen Resistenz der Erreger nicht anspricht droht eine Sepsis! Ansonsten 2−3 Wochen strenge **Bettruhe**, lokale Wärmeanwendung, Diurese anregen, viel trinken zum Ausschwemmen der harnpflichtigen Substanzen, leichte Kost.

Naturheilkunde: lang andauernde warme Sitzbäder (37 – 40 °C). **Siehe Zinnkraut-Sitzbäder.**

Komplikationen: Eine Pyelitis heilt meistens gut aus. Die Pyelonephritis verläuft meist chronisch, jedoch meist symptomarm mit Allgemeinsymptomen wie Krankheitsgefühl, Müdigkeit, Abgeschlagenheit, Appetitlosigkeit, Kopfschmerzen, subfebrile Temperaturen durch die dauernde Entzündung. Zum chronischen Verlauf kommt es oft nach jahrelanger Einnahme von Schmerzmitteln (z. B. Phenazitin). Das Nierengewebe vernarbt und schrumpft durch die häufigen Entzündungen, was neue Entzündungsschübe begünstigt → Schrumpfniere. Auch vorzeitiges Beenden der Antibiotikatherapie kann dazu führen.

✎ **Merke**: jeder Schub einer Pyelonephritis hinterlässt Narben am Nierenparenchym! Und eine sehr vernarbte Niere nennt man Schrumpfniere! Wenn man vergisst, die Nierenlager abzuklopfen und den Urin zu untersuchen, kann man die chronische Pyelonephritis leicht übersehen!
Die Pyelonephritis begünstigt Steinleiden, das Steinleiden begünstigt eine Pyelonephritis → ein **Teufelskreis**!!!

Nephropathia gravidarum (Schwangerschaftsniere)
Die während einer Schwangerschaft (**lat.:** *gravida = schwanger*) auftretende Nierenerkrankung wird als Schwangerschaftsniere bezeichnet. Sie ist eine häufige Komplikation in der 2. Schwangerschaftshälfte.

Ursachen:
1. mechanische Kompression der ableitenden Harnwege
2. hormonbedingte Ureteratonie und verminderte Ureterperistaltik
3. rasche Vermehrung von Bakterien im Harn der Schwangeren durch Verschiebung des pH-Wertes.

Symptome: Wassereinlagerungen, Eiweißausscheidung mit dem Urin und Bluthochdruck.

Therapie: Schwangere sollten daher auf eine kochsalzarme (6 g/Tag), kaliumreiche Ernährung mit ausreichender Flüssigkeitszufuhr (mindestens 1,5 l/Tag) achten.

Schrumpfniere

Auch **Nephrozirrhose** genannt. Es handelt sich um eine Verkleinerung, i. d. R. beider Nieren. Die Schrumpfniere kann angeboren oder im Laufe des Lebens entstanden sein, meist als Folge von einer eingeschränkten Blutzufuhr. Dadurch kommt es zum Absterben von Nierengewebe, also Umwandlung oder Gewebsuntergang von funktionsfähigen Nephronen (Funktionseinheit der Nieren) und somit zur Schrumpfung der Niere. Nierengewebsuntergang und Ersatz durch Narbengewebe führt zur Verkleinerung und Verhärtung der Nieren. Die **primäre Schrumpfniere** tritt als Folge einer Arteriosklerose, die **sekundäre Schrumpfniere** im Endstadium einer Glomerulo- bzw. Pyelonephritis auf.

Ursachen: Die Schrumpfniere ist eine häufige Ursache eines arteriellen Bluthochdrucks. Nephrotisches Syndrom, Arteriosklerose (die Niere wird nicht mehr genügend durchblutet), Diabetes mellitus, Links-Herzinsuffizienz und chronische Glomerulonephritis kommen als Faktoren in Frage.

Symptome: wie beim Nephrotischen Syndrom hochgradige Eiweißausschüttung (**Proteinämie**) und **Ödeme**, maligner **Hypertonus** (die Narbenzüge der Schrumpfniere verhindern die regelrechte Durchblutung der Nephrone, so dass es zu einer permanenten Reninausschüttung kommt, medikamentös ist hier nichts mehr zu machen! Diastolischer Wert über 120 mmHg), Links-Herzinsuffizienz, **Polyurie** (Harnflut) mit 2–5 Liter Ausscheidung pro Tag aufgrund der gestörten Rückresorption. **Anämie** (bei einer kompletten beidseitigen Schrumpfniere fällt das Hormon Erythropoetin aus → unter 9mg% HB). Symptome einer Urämie (Harnvergiftung) treten in der Regel nur bei beidseitigem Befall und längerer Krankheitsdauer auf.

Komplikationen: langjähriger Verlauf über 10–15Jahre bis hin zur **Urämie** (Harnvergiftung).
Therapie: s Glomerulonephritis.

Eine **Schrumpfniere ist nicht schmerzhaft**; sie macht sich lediglich durch einen, immer weiter ansteigenden Blutdruck bemerkbar, der medikamentös nicht einstellbar ist → **maligner Hypertonus.**

Akutes Nierenversagen (Schockniere, ANV)

Auch bekannt als akute Niereninsuffizienz. Hierbei handelt es sich um eine plötzliche Einschränkung der exkretorischen Nierenfunktion, die mit **Oligurie** (verminderte Harnausscheidung unter 500 ml/d) oder **Anurie** (fast keine Harnproduktion, unter 100 ml/d) die innerhalb von Stunden bis Tagen auftritt. Die harnpflichtigen Substanzen (Harnstoff, Harnsäure, Kreatinin) nehmen immer mehr zu. Im Gegensatz zur chronischen Niereninsuffizienz kann sich diese Einschränkung der Nierenfunktion wieder vollständig zurückbilden. Die akute Niereninsuffizienz ist eine lebensbedrohliche Erkrankung. Die hauptsächliche pathologische Veränderung beginnt an der Tubuluszelle (akute Tubulusnekrose). Die Veränderungen werden durch zirkulatorische Schädigungen (Schock, Sepsis) oder durch Nephrotoxine (Medikamente, Gifte) hervorgerufen.

Ursachen: 70–80% der Fälle mit akutem Nierenversagen entstehen nach Operationen, nach Unfällen oder nach Verbrennungen (extrarenal) als plötzliche Erscheinung. Es ist selten renal bedingt. Erst wenn bereits mehr als 60% der Nieren nicht mehr arbeiten, kommt es zum Nierenversagen. Dann nimmt die Entgiftungs-funktion stark ab (gemessen als glomeruläre Filtrationsrate) und harnpflichtige Substanzen, die eigentlich mit dem Harn ausgeschieden werden müssten, reichern sich im Blut an (**Azotämie**). Die häufigste Ursache des akuten Nierenversagens ist im Gegensatz zum chronischen Nierenversagen eine **Störung der Nierendurchblutung**. Allgemein unterscheidet man je nach Ursache folgende Formen des akuten Nierenversagens:

prärenales Nierenversagen (*der Niere vorgelagerte Ursache*): ist zu 70–80% bedingt durch Kreislaufstörungen und daraus folgender verminderter Nierendurchblutung. Diese Klasse ist an sich noch kein Nierenversagen, da es hier noch nicht zu strukturellen Änderungen im Nierengewebe gekommen ist. Es droht aber ein ausgebildetes akutes Nierenversagen! Die häufigsten Ursachen sind Blut- und Flüssigkeitsverluste im Rahmen von großen Operationen oder nach Unfällen oder Veränderungen der Nierendurchblutung durch bestimmte Medikamente (Kontrastmittel, ACE-Hemmer oder Antibiotika). Seltene Ursachen sind Einschränkungen der Herzfunktion (Herzinsuffizienz) oder eine Blutvergiftung (Sepsis).

renales Nierenversagen (*Ursache in der Niere liegend*): bedingt durch Funktionsstörungen des Nierengewebes. Eine direkte Schädigung des Nierengewebes kann durch Entzündungen (Glomerulonephritis, Vaskulitis), Infektion mit Bakterien (Pyelonephritis) oder Viren (interstitielle Nephritis) oder durch bestimmte Medikamente ausgelöst werden. Seltene Ursache ist eine Störung der Blutgerinnung.

postrenales Nierenversagen (*mit der Niere nachgelagerter Ursache*): durch Abflussstörungen im Harntrakt bedingt (**Obstruktion**). Störungen im Bereich der ableitenden Harnwege entstehen durch Nierensteine, Steinverschluss im Harnleiter bei Kolik, Verlegung des Harnblasenausgangs (z.B. durch einen Stein), Tumoren, Prostatavergrößerung oder Harnröhrenverengungen.

zirkulatorisches ANV (sog. Niere im Schock, Schockniere): durch Verminderung der Durchblutung z. B. bei Herzversagen. Der Blutdruckabfall (unter 90 mmHg systolisch) führt zu Funktionsstörungen und zu toxischen Schäden (ca. 50 % der Fälle).

toxisch bedingtes ANV (Vergiftungen der Niere): z. B. mit Vasokonstriktion der afferenten Gefäße. Ca. 25 % der Fälle durch Medikamentennebenwirkungen, durch Blei, Quecksilber, Arsen, Pilze (Tetrachlorkohlenwasserstoff bei Knollenblätterpilz).

ANV bei Multiorganversagen (MODS) mit kombiniertem Ursachenmuster.

Niereninfarkt z. B. durch Schlag in die Nieren.

Weitere Ursachen: rasch progrediente Glomerulonephritis, tubulointerstitielle Nephritis (Entzündung im Nierenmarkbereich), allergische Reaktion, hämolytisch-urämisches Syndrom, körperliche Überlastung z. B. durch schwere Arbeit oder durch einen Marathonlauf (es laufen enorme Zellabbauprozesse ab → Kreatinvergiftung!).

Symptome: Zu Beginn bestehen häufig wegen mangelnder Ausscheidung der harnpflichtigen Substanzen unspezifische Symptome wie rasche Ermüdbarkeit, Konzentrationsstörungen und Übelkeit und Erbrechen (Entlastungssymptom), gastrointestinale Blutungen, Störungen des zentralen Nervensystems bis zum Koma. In 85 % der Fälle kommt es zu einem Rückgang der Harnausscheidung.

Unabhängig von der Ursache verläuft ein akutes Nierenversagen meistens in 4 Stadien ab:

Stadium 1: Innerhalb von Stunden bis Tagen kommt es durch eine extrarenale Grundkrankheit (Schock, Nephrotoxine) zur Schädigung der Nieren. Die Urinmenge liegt über 500 ml pro Tag. Normal sind 1000 – 1500 ml pro Tag

Stadium 2: Es entwickelt sich innerhalb von 9 – 11 Tagen eine **Oligurie** (unter 500 ml/24Std) bis hin zur **Anurie** (unter 100 ml/ 24 Std.). Im Urin lassen sich Eiweiße, Blut und Zylinder nachweisen. Es besteht eine Harnstarre und stickstoffhaltige Substanzen reichern sich im Blut an. Wegen mangelnder Wasserausscheidung kommt es zu peripheren Ödeme (an den Beinen) bis hin zum Lungenödem mit zunehmender Atemnot. Aufgrund der veränderten Zusammensetzung der Blutsalze mit ansteigenden Kaliumwerten (**Hyperkaliämie**) kann es zu Parästhesien, Muskelschwäche, Lähmungen, lebensbedrohlichen **Herzrhythmusstörungen** *(zuviel Kalium → dadurch kommt die Muskelpumpe am Herzen durcheinander)* bis hin zum Herzstillstand kommen.

Stadium 3: Nach 2 – 3 Wochen ist das Stadium der Polyurie mit einer Harnmenge von über 2000 ml pro Tag erreicht. Es besteht eine Harnstarre. Stickstoffhaltige Substanzen im Blut steigen zunächst an und fallen dann wieder ab bis zur Norm. Als Komplikationen können sich Exsikkose, Hypokaliämie (macht sich bemerkbar durch Muskelschwäche, Herzrhythmusstörungen, Verstopfung) einschließlich Pyelonephritis entwickeln.

Stadium 4: Nach Wochen bis Monaten kommt es zu einer Restitution (Wiederherstellung). Die Nierenschäden heilen teilweise ab, es bleiben aber Einschränkungen der Nierenfunktion zurück. Die Harnausscheidung ist normal.

Diagnose: Harn- und Blutuntersuchungen, typischerweise steigen die harnpflichtige Substanzen im Blut an. Zusätzlich finden sich Veränderungen der Blutsalze, vor allem eine Erhöhung des Kaliumspiegels im Blut. Weitere Untersuchungen wie z. B. die Suche nach Antikörpern sind notwendig, um die Ursache des Nierenversagens zu finden. Neben der Urinmenge werden auch das spezifische Gewicht und der Salzgehalt des Urins untersucht. Neben diesen chemischen Untersuchungen kann mit Hilfe der Sonographie die

Nierengröße und Behinderungen der harnableitenden Wege betrachtet werden. In manchen Fällen sind eine Röntgenuntersuchung oder eine Biopsie notwendig, um die Ursache der Erkrankung zu finden.

Therapie: Die Behandlung des akuten Nierenversagens hängt von den Ursachen ab. Nur im Falle einer postrenalen Obstruktion bietet sich die Möglichkeit einer kausalen Therapie durch Entfernung bzw. Behebung der auslösenden Ursache. Daher ist bei einem akuten Nierenversagen die Sonographie der Nieren und Harnwege zum Ausschluss eines postrenalen Abflusshindernisses (Stein, etc.) an erster Stelle durchzuführen. Bei den prärenalen und renalen Formen des akuten Nierenversagens gibt es keine kausale Therapieform. Die Therapie richtet sich nach den Komplikationen und ist symptomatisch. Im Falle eines prärenal ausgelösten akuten Nierenversagens ist es beispielsweise sinnvoll den Kreislauf möglichst schnell zu stabilisieren. Nur durch Aufhebung der Ursache kann das akute Nierenversagen therapiert werden. Trotz Volumensubstitution oft erst Besserung nach Tagen oder Wochen. Die Letalität liegt bei ca. 60 – 70 % trotz Intensivbehandlung! Wegen drohender Komplikationen frühzeitig Dialyse (Entgiftungsprophylaxe).
Bei rechtzeitiger Therapie und Beseitigung der auslösenden Ursache ist die langfristige Prognose des akuten Nierenversagens gut und geht meist mit einer kompletten Wiederherstellung der Nierenfunktion einher.

Stadieneinteilung

Das akute Nierenversagen wird in 4 Stadien eingeteilt:

1. **Schädigung der Niere**: Je nach auslösender Ursache durch Schock, Bakteriengifte, Harnabflussstörung.
2. **Oligurie/Anurie**: Deutlich verringerte (weniger als 500 ml/ Tag) oder fehlende Urin-Ausscheidung als Zeichen der Nierenfunktionsstörung mit Ansammlung von Stoffwechselabbauprodukten im Blut (Urämie).
3. **Polyurie**: Nach Beseitigung der auslösenden Ursache Harnüberproduktion bei wieder zunehmender Nierenfunktion (Harnmenge bis zu 10 l/Tag).
4. **Normurie**: Wiederhergestellte Nierenfunktion mit normaler Harnproduktion.

Chronisches Nierenversagen / Niereninsuffizienz (CNV)

Die Niere kann ihre Aufgabe im Organismus, die Beseitigung harnpflichtiger Substanzen, nicht mehr erfüllen. Bei einer Einschränkung der Nierenfunktion kann der Körper die giftigen Stoffwechselprodukte nicht mehr ausscheiden und sie sammeln sich im Blut (Urämie). Außerdem kommt es zu einer Überwässerung, da die Nieren die mit der Nahrung aufgenommene Flüssigkeit nicht mehr vollständig ausscheiden können. Neben der Ausscheidungsfunktion hat die Niere noch weitere Aufgaben wie die Bildung verschiedener Hormone, die u. a. für die Blutbildung wichtig sind, die Steuerung des Blutdrucks und die Regulierung des Knochenstoffwechsels regulieren. Somit betrifft ein chronisches Nierenversagen auch andere Körperfunktionen: Der Blutdruck, der Hormon- und Vitamin-Haushalt oder das Blutgerinnungssystem verändern sich. Diese Veränderungen betreffen letztendlich den ganzen Körper.

Ursachen: Jede Niere besteht aus mehr als einer Million Nierenkörperchen (Glomeruli). Diese Nierenkörperchen sind wiederum aus Knäueln kleinster Äderchen zusammengesetzt. Täglich werden so 170 – 180 Liter Primärharn abgepresst. Über verschiedene Filter und Transportmechanismen werden Schadstoffe entfernt, übrig bleiben etwa 1½ Liter Urin. Eine Reihe von Erkrankungen kann die Niere schädigen. Wenn Krankheiten das Nierengewebe befallen, geht ein Teil der Nierenkörperchen mit den dazugehörenden Nierenkanälchen zugrunde. Die restlichen Nierenkörperchen müssen dann die Aufgaben des erkrankten Teils mit übernehmen. Meistens gelingt das zunächst gut, weshalb die Betroffenen von ihrer Erkrankung nichts merken. Die Nierenerkrankung fällt erst auf, wenn nicht mehr ausreichend gesundes Gewebe vorhanden ist.

Prärenale Ursachen:
- Schockniere
- Nierendurchblutungsstörung
  Hier kommt es zu einem längerfristigen Absinken des Blutdruckes unter 90 mmHg, worauf der glomeruläre Filtrationsdruck absinkt, so dass eine Ausscheidung nicht mehr ausreichend möglich ist. Bei einem Absinken des glomerulären Filtrationsdrucks hat der Primärharn einfach nicht mehr genug Schwung um durch den Tubulus-Apparat fließen zu können – er versackt so zu sagen auf halben Weg. Die treibende Kraft, die die Flüssigkeit durch den proximalen Tubulus, die Henlesche Schleife und wieder hoch in den distalen Tubulus bringt, ist der Filtrationsdruck! Es gibt auf dem Weg durch den Tubulus keinen zusätzlichen Beschleuniger. Der Filtrationsdruck entspricht natürlich dem Blutdruck. Je höher der Blutdruck ist, desto höher ist der Druck, mit dem das Blut durch den Glomerulumfilter gepresst wird. Der nach oben begrenzende Faktor ist die Stabilität des Siebes der Glomerulumkapillare. Die Stabilitätsgrenze ist bei einem systolischen Blutdruck von 190 mmHg erreicht. Aufgrund der Tatsache, dass das Funktionieren des Tubulus-Systems und damit die Harnbereitung einen gewissen Mindestdruck innerhalb des Gefäßsystems voraussetzen, ist die Niere in der Lage, über das RAAS-System den Blutdruck „hochzuregeln". Beim Vasomotorenkollaps, wenn der systolische Blutdruck unter 90 mmHg absinkt, ist genau

der Punkt erreicht, an dem der Tubulus-Inhalt es nicht mehr schafft, den distalen Tubulus und das Sammelrohr zu erreichen. Es kommt zu einer beidseitigen prärenalen Niereninsuffizienz (→ Anurie).

• bei Herzinsuffizienz kann der systolische Blutdruck ebenfalls erheblich absinken (kardiogener Schock). Bei einer Linksherzinsuffizienz sinkt der Blutdruck im Allgemeinen ab. Wenn er unter 90mmHG absinkt folgt die Niereninsuffizienz (→ Anurie)

• hypovolämischer Schock, z. B. nach Verbrennungen, Oberschenkelhalsbruch, etc.

Renale Ursachen:

Die Niere arbeitet immer weniger, wird immer insuffizienter. Der Schaden liegt in der Niere selbst. Sie ist gekennzeichnet durch den Untergang der Nephrone. Zu den Ursachen zählen alle nicht ausgeheilten Nierenerkrankungen, entzündliche und toxische Nierenschäden: chronische Glomerulonephritis (eher bei Männern), chronische Pyelonephritis (eher bei Frauen), Nephrose, Schrumpfniere, Zystenniere, Gichtnephropathie, Nierenkarzinom, diabetische Nephropathie (Diabetes mellitus), Vergiftungen (Phenazetin-Niere).

Postrenale Ursachen:

Eine Obstruktion (Verlegung) der ableitenden Harnwege führt zu einer Abflussstörung, die beide Nieren betreffen muss. Ursache ist meist eine doppelseitige Verlegung der Ureter (z. B. bei Steinleiden) oder Prostatahypertrophie (Wucherungen der Prostata, wenn die Prostata wuchert drückt sie die Harnröhre ab).

Symptome: Wie die Nierenerkrankung verläuft, ist von der jeweiligen Grunderkrankung abhängig. Außerdem spielen die Folge-Erkrankungen, ausgelöst durch die gestörte Nierenfunktion, eine Rolle. Häufig verlaufen Nierenerkrankungen lange Zeit ohne Beschwerden. Ist die Nierenfunktion nur leicht eingeschränkt, merken die Patienten meist nichts von ihrer Erkrankung. Manche klagen über uncharakteristische Störungen wie Leistungsschwäche und

Müdigkeit. **Erste Anzeichen** einer Niereninsuffizienz können u. a. Blutarmut (**renale Anämie**), **Herzbeschwerden** und Luftnot, Hypertonie oder eine Magenschleimhautentzündung (**Gastritis**) sein. Geringe Urinmengen (weniger als ein ½ Liter pro Tag - normal sind etwa 1 ½ Liter pro Tag) und somit Flüssigkeitsansammlungen (Ödeme) im Körper, Knochenschmerzen, Muskelschwäche, Appetitlosigkeit, **viel Durst** (verminderte Konzentrationsfähigkeit der Niere. Nephrone gehen zugrunde. Da nun die „Haarnadeln" um die Sammelrohre fehlen kommt es zu einer vermehrten Wasserabgabe), vermehrtes nächtliches Wasserlassen (**Nykturie**).

Folgende Beschwerden treten bei fortgeschrittener Nierenerkrankung gehäuft auf:
- Bewusstseinslage: verwirrt, teilnahmslos, Übertragung der Nervenreize ist gestört, Entwicklung bis hin zum Koma.
- Magen-Darm: Erbrechen, Durchfall, Gastritis, zum Ende hin gastrointestinale Blutungen.
- Kreislauf: **Hypertonie**, Arteriosklerose.
- Herz: Links-Herzinsuffizienz, im späten Stadium Pericarditis.
- Lungen: Pleuritis (durch Azidoseatmung, im Endstadium aber erst), **Foetor urämicus** (Atem riecht nach Urin).
- Haut: Juckreiz am ganzen Körper (**Pruritus** durch Kristallablagerungen der harnpflichtigen Substanzen unter der Haut), Kratzspuren.
- Blut: massiver Anstieg der harnpflichtigen Substanzen, normochrome Anämie (da die degenerierte Niere das Hormon Erythropoetin nicht mehr bilden kann), metabolische Azidose, Hyperkaliämie.
- Urin: Farbveränderungen (rot, rotbraun) durch Abbauprodukte des roten Blutfarbstoffs sowie Erythrozyten und Eiweiß (**schäumender Urin**), anfangs vermehrte Harnmenge (da die Niere häufig als erstes die Fähigkeit zur Harnkonzentrierung verliert) dann Harnverhalten → **Oligurie** (Verminderung) bis **Anurie** (gar nichts mehr).

Der Funktionsverlust vollzieht sich schrittweise. Die Nieren-insuffizienz wird daher in 4 Stadien eingeteilt. Am Anfang sind die Symptome noch mäßig, sie werden erst mit den Jahren mehr und stärker!

1. **Das Latenzstadium:** In diesem Stadium ist die Fähigkeit der Niere leicht eingeschränkt. Das Stadium ist aber zunächst symptomlos, der Patient ist im Allgemeinen voll leistungsfähig. Die Blutwerte sind normal. Eine Retention harnpflichtiger Substanzen (d. h. ein Zurückhalten auszuscheidender Stoffe) liegt nicht vor.

2. **Kompensierte Retention:** Eine Retention liegt vor. Eine voll-ständige Ausscheidung der harnpflichtigen Substanzen ist nicht mehr möglich. Ihre Werte im Blut erhöhen sich, bleiben aber stabil, d. h. ohne klinische Symptome (Azotämie). Die Reten-tion wird demnach noch kompensiert.

3 **Präterminale Niereninsuffizienz:** Es kommt zum kontinuier-lichen Anstieg der harnpflichtigen Substanzen, Symptome der fehlenden Nierenfunktion treten jedoch nur wenig auf. Fortschreitende Retention, Störungen des Elektrolyt- und Wasserhaushaltes. Es ist die dekompensierte Phase mit Ab-geschlagenheit, Müdigkeit, Appetitlosigkeit, Übelkeit, Hyper-tonie, therapieresistente Anämie.

4. **Urämie: terminale Niereninsuffizienz:** In diesem Stadium geht die Filterleistung der Niere gegen Null. Um zu verhin-dern, dass der Körper vergiftet, müssen die harnpflichtigen Substanzen nun durch Dialyse aus dem Blut gefiltert wer-den. Zusätzliche Symptome wie Kopfschmerzen, Erbrechen, Krämpfe, Bewusstlosigkeit (Coma urämicum, Vergiftungszu-stand), Pleuritis, Pericarditis, Enteritis, durch die harnpflich-tigen Substanzen.

Komplikationen: Das Endstadium des chronischen Nierenversagens ist i.d.R. das urämisches Koma, Dialysebehandlung bzw. die Nierentransplantation. Die Urämie führt binnen weniger Tage zum Tod!

Diagnose: Harn- und Urinuntersuchung, Bestimmung der Urinmenge und Überprüfung, wie gut die Niere funktioniert (Kreatinin-Clearence), Erhöhung der harnpflichtigen Substanzen, Sonographie und Biopsie.

Therapie: Die Behandlung eines chronischen Nierenversagens ist von den Ursachen und dem Stadium der Erkrankung abhängig. Chronisches Nierenversagen ist nicht mehr rückgängig zu machen, da sich das zerstörte Nierengewebe nicht wieder herstellen lässt. Die behandelnden Ärzte versuchen zunächst, die Ursache zu beseitigen oder zu behandeln, damit die Erkrankung nicht weiter fortschreitet. Sowohl das Nierenversagen als auch die Folgekrankheiten müssen behandelt werden.

Dazu ist eine Reihe von Maßnahmen erforderlich: spezielle Diät (vorwiegend eiweiß- und phosphatarm), reichliche Flüssigkeitszufuhr (2 – 2 ½ Liter) und Gabe von harntreibenden Medikamenten (Diuretika), regelmäßige Kontrolle der Blutelektrolyte und des Gewichts, Behandlung des Bluthochdrucks mit Medikamenten (vor allem ACE-Hemmer), Behandlung der renalen Anämie, Behandlung von Knochenkrankheiten (Vitamin D-Mangel auf Grund der Niereninsuffizienz).

Durch eine konsequente Therapie lassen sich schwere Komplikationen an Herz, Gefäßsystem und Knochen weitgehend vermeiden. Dennoch verschlechtert sich die Nierenfunktion in vielen Fällen so weit, dass eine Dialyse oder Nierentransplantation notwendig wird. Wenn nur noch 5 – 10 % Prozent des Nierengewebes funktionieren, spricht man von einem schweren Nierenversagen. Ohne Behandlung ist diese Erkrankung lebensbedrohlich. Deshalb ist es notwendig, die Entgiftungsfunktion und die Wasserausscheidung durch eine Behandlung mit Hämodialyse, Bauchfelldialyse oder durch eine Nierentransplantation zu ersetzen. In Deutschland gibt es derzeit mehr als 45.000 dialysepflichtige Patienten (Stand 2005).

Urämie (griech.) (Harnvergiftung)

Auch terminale Niereninsuffizienz genannt. Es handelt sich um eine Erhöhung der harnpflichtigen Substanzen im Blut (Harnstoff, Harnsäure, Kreatinin), die sich bei Versagen der Nierenfunktion vermehrt im Körper anhäufen. Störung des gesamten Organismus. Viertes und letztes Stadium der chronischen Niereninsuffizienz, bei dem die glomeruläre Filtrationsrate auf unter 15 ml/min abgesunken ist.

Ursachen: Eine **akute Urämie** tritt 5 – 10 Tage nach einem akutem Nierenversagen auf. Eine vorübergehende Mangeldurchblutung der Niere, oft verursacht durch zu wenig Flüssigkeitszufuhr bei fieberhaften Infekten, seltener auch durch direkten starken Blutverlust (Schockniere) ist oft der Auslöser. Auch Vergiftungen, Entzündungen oder Harnstauungen können zum teilweisen oder völligen Verlust der Ausscheidungsfunktion der Niere führen. Im Zuge der Therapie kann sich die Niere entweder wieder erholen oder in ein chronisches, dauerhaftes Stadium übergehen. Die **chronische Urämie** ist das dauerhafte Endstadium vieler unterschiedlicher jahrelang fortschreitender Nierenerkrankungen. Über viele Jahre schwelende Nierenentzündungen, seltener auch wiederholte Nierenbeckenentzündungen führen zu Vernarbungen des Nierengewebes. Die Niere kann dann giftige Stoffe nicht mehr aus dem Blut filtern. Nierenschädigung durch Diabetes mellitus (diabetische Nephropathie), durch jahrelangen Bluthochdruck, vererbbare Nierenschädigung durch Zysten (polyzystische Nephropathie), Schädigung durch bestimmte Schmerzmittel (Paracetamol, Phenazetin).

Im Endstadium versucht der Organismus die Harnsäure über die Haut, Schleimhäute und Atmung auszuscheiden. **Meist riecht der Patient nach Urin (Foetor urämicus).**

> **Komplikationen:** Endstadium der Urämie ist das **Coma urämicum** (Nierenkoma). **Die Urämie führt binnen weniger Tage zum Tod!**

Symptome: Unbehandelt treten bei einem Nierenversagen mit Urämie folgende allgemeinen Symptome auf: Müdigkeit, Abgeschlagenheit, Kopfschmerzen, Appetitlosigkeit.

- Lungen/ Atmung: urinartiger Geruch des Atems, eventuell beschleunigt und tief (Kussmaul-Atmung als Zeichen einer metabolischen Azidose), Lungenödem mit Dyspnoe (Luftnot).
- Haut: urinartiger Geruch der Haut (**urämischer Foetor**), Juckreiz (**Pruritus**), Kratzspuren und gelbbraune Verfärbung.
- Herzkreislauf: durch Hyperkaliämie bedingte Bradycardie, durch die Wasserausscheidungsstörung Hypertonie mit Schädigung des Herzens (Linksherzbelastung), Pericarditis, evtl. Herzrhythmusstörungen, Flüssigkeitsansammlung im Herzbeutel (Perikarderguss).
- Magen-Darm-Trakt: Übelkeit, Erbrechen, Durchfall: urämische Gastritis, Enteritis, Colitis, Pankreatitis.
- Augen: Abnahme der Sehschärfe durch Störung des Nervensystems durch die harnpflichtigen Substanzen.
- Nervensystem: Konzentrationsschwäche, Müdigkeit, Krampfanfälle, Bewusstlosigkeit bis zum **urämischen Koma**, Polyneuropathie, Verlust der Tiefensensibilität, Parästhesien (Missempfindungen), Paresen (unvollständige Lähmungen).
- Muskeln: Muskelschwäche, Muskelschwund, Wadenkrämpfe.
- Skelettsystem: Stoffwechselstörung des Knochens, Knochenschmerzen, Hypokalzämie, Hyperphosphatämie (sekundärer Hyperparathyreoidismus), Pseudo-Gicht: Kalziumablagerungen im Blut, Knochenbrüche (renale Osteopathie).

- Sexualorgane: Libidoverlust, Impotenz, Amenorrhoe (Ausbleiben der Menstruation), Gynäkomastie.
- Wasserhaushalt: da die Harnausscheidung zurückgeht kommt es zur Überwässerung des Körpers. Die Folge ist Gewichtszunahme, Einlagerung der Flüssigkeit im Gewebe (Beinödeme) und in die Lunge (Lungenödem) mit zunehmender Kurzatmigkeit, Hyperkaliämie.
- Blut: massiver Anstieg der harnpflichtigen Substanzen, Blutarmut (**renale Anämie**), Azidose, Blutungsneigung.

Therapie: Behandlung der Grunderkrankung der Nieren, eiweiß- und kaliumarme (wenig Obst, Gemüse, Schokolade) aber kalziumreiche und kalorienreiche Diät. Dadurch vermindert sich der anfallende Harnstoff. Bei Ödemen und Hypertonus auch natriumarme (kochsalzarme) Ernährung, bilanzierte Flüssigkeitsaufnahme: Die Trinkmenge richtet sich nach der Fähigkeit der Niere, die aufgenommene Flüssigkeit wieder auszuscheiden. Wassertreibende Medikamente (Diuretika) unterstützen die Wasser- und Elektrolytausscheidung und erhöhen die Ausscheidung von Harnstoff. Dialyse, Spenderniere.

Koma

In der Medizin ist ein Koma *(griech. „tiefer Schlaf")* der Zustand eines Individuums, welcher als bewusstseins- und gefühllos bezeichnet wird. Es ist eine aktive, bis auf tiefste Bewusstseinsebenen und Kernzonen des Menschen zurückgenommene extreme Lebensform am Rande zum Tod. Das Bewusstsein ist ein biologisches Phänomen und man könnte es als eine Wahrnehmung der eigenen Person in der Umgebung definieren. Mit Koma wird das Gegenteil bezeichnet. Es ist eine fehlende Wahrnehmung der eigenen Person und ihrer Umgebung. Lebensnotwendige Organe können weiterarbeiten, müssen aber teilweise unterstützt oder apparativ übernommen werden. So muss zum Beispiel ein Patient beatmet werden, wenn die spontane Atmung ausgesetzt hat.

Das so genannte „künstliche Koma" ist eine medikamentös her-
beigeführte Bewusstseinsausschaltung, die einer Narkose ähnlich
ist und dazu dient, dem Patienten unangenehme Empfindungen
während einer Intensivtherapie zu ersparen (beispielsweise bei
Beatmung oder schmerzhaften Behandlungsverfahren). Diese
Form des Komas ist im Allgemeinen vorüber, sobald die Gabe
der bewusstseinsausschaltenden Medikamente beendet wird.
Ansonsten sind Patienten, die in ein Koma fallen, in einem lebensbedrohlichen Zustand. Dieser kann mehrere Tage dauern, kann
aber auch jahrelang anhalten. Die kritische Phase sind etwa vier
Wochen. Ist ein Patient bis dahin nicht erwacht, bleibt es oftmals bei einem dauerhaften Koma-Zustand. Befindet sich ein
Patient im Koma und die elektrische Aktivität des Gehirns ist
nicht mehr messbar, ist der Hirntod eingetreten. Menschen, welche nach einem komatösen Zustand wieder erwachen, können
wieder vollkommen genesen. Patienten im künstlichen – meist
oberflächlich gehaltenen - Koma auf Intensivstationen nehmen
anscheinend teilweise in Ihrer Nähe geführte Gespräche wahr.
Sie können sich später daran erinnern, wenn sie erwachen, ver-
fügen also über eine eingeschränkte Art von Bewusstsein. Auch
im Koma bewahrt jeder Mensch Ausdrucksmittel seiner Indivi-
dualität, bleibt also eine einzigartige Persönlichkeit.

Urämisches Koma

Extreme Ausscheidungsstörung, die Nieren arbeiten nicht mehr.

Ursachen: Nierenversagen.
Symptome: Wasserretention und damit Hypertonie, auch Ausbildung eines Lungenödems. Auch alle harnpflichtigen Substanzen werden reteniert (zurückgehalten). Schlackenstoffe aus dem
Stoffwechsel sind fast immer Säurevalenzen (H+). Es kommt zur
metabolischen Azidose. Die Schlackenstoffe sind auch dafür verantwortlich, dass es zu Thrombozytenfunktionsstörungen und
zur Hämolyse (Auflösung von Erythrozyten) kommt. Meistens
versucht der Körper, die Schlackenstoffe auf anderem Wege loszuwerden (z. B. Haut, oder Magen-Darm-Trakt). Deshalb riechen

die Patienten deutlich nach Urin (**Foetor urämicus**) und leiden unter Übelkeit, Erbrechen und Durchfall (Entlastungsversuch). Normalerweise scheidet die Niere Kalium (Ka+) und Säurevalenzen (H+) aus und resorbiert im Austausch dazu Natriumionen. Da im urämischen Koma gar nichts mehr von den Nieren ausgeschieden wird, kumuliert auch das Kalium (**Hyperkaliämie**). Diese führt zur Depolarisation der Muskulatur und der Nervenzellen. Somit treten als klinische Erscheinung Abgeschlagenheit, Kopfschmerzen, Müdigkeit, Sehstörungen, Muskelzuckungen und Bradycardie auf.

Diagnose: Foetor urämicus, Kussmaul-Atmung (seltener als bei Coma diabeticum), trockene, bräunlich-graue Haut.
Therapie: Das urämische Koma ist das einzige Koma, bei dem eine Infusion kontraindiziert ist!! Patient mit erhöhtem Oberkörper sofort in die Klinik bringen lassen!

| WO RETENTION (Zurückhalten) DA INFEKTION !! |

Dialyse
Die Dialyse ist eine Blutwäsche, d.h. es wird eine selektive Filterung des Blutes durch eine semipermeable Membran durchgeführt. Großmolekulare Bestandteile des Blutes wie Erythrozyten und Eiweiße passen nicht durch die Membran. Schlackenstoffe wie harnpflichtige Substanzen und andere Abbauprodukte werden herausgefiltert. Wenn die Nieren nur noch 5% ihrer normalen Leistung bringen (95–98% der Nephrone sind zerstört) ist die Dialyse unumgänglich. Die Behandlung wird 3× pro Woche durchgeführt und dauert ca. 4–5 Std. Die Lebenserwartung eines Dialyse-Patienten hängt von der Grunderkrankung ab, zum Teil sind 10 Jahre und mehr mit der Dialyse möglich.

> Bei der **Dialyse**:
> - wird das Blut von harnpflichtigen Stoffen gereinigt
> - wird dem Blut überschüssige Flüssigkeit entzogen
> - werden im Blut Störungen im Elektrolyt- und Säure-Basen-Haushalt korrigiert

Dialyseformen

Dialysemaschine (Hämodialyse) stationär:

Am Anfang wird der Patient 2 – 3 mal wöchentlich im Krankenhaus an einer Dialysemaschine angeschlossen. Hierbei wird das Blut für 6 – 8 Stunden durch die Maschine geleitet, die dann die Reinigungsfunktion übernimmt. Das Blut wird durch eine halbdurchlässige Membran gefiltert und diese filtert dann harnpflichtige Substanzen hinaus. Dabei verliert man auch Folsäure.

Komplikationen: Infektion des Zuganges, Blutdruckabfall, Herzrhythmusstörung (Folge einer Kaliumstörung), Krämpfe (durch schnellen Wasserentzug = Elektrolytverschiebung), Hepatitis C-, AIDS Infektion.

Bauchdialyse (Peritonealdialyse) kontinuierlich ambulant:

Dauerzugang zum Bauchraum legen. Dann wird Dialyseflüssigkeit in den Bauchraum injiziert und in regelmäßigen Abständen ausgetauscht. Die Dialyseflüssigkeit zieht die harnpflichtigen Substanzen aus dem Kapillarnetz des Bauchfelles.

Komplikationen: Infekte des Katheters, Peritonitis.

Nephrolithiasis (Nierensteinleiden)

1 – 2% der Bevölkerung ist von Nierensteinen betroffen, Männer häufiger als Frauen. Nierensteine sind Ausfällungen bestimmter Substanzen aus dem Urin ins Nierenbecken. Die häufigsten Nierensteine sind Ablagerungen aus Kalziumsalzen im Urin. Die Steine befinden sich meist in Niere, Nierenbecken, Harnleiter, Harnblase,

Harnröhre. Die Steingröße variiert von Nierengrieß bis hin zu taubeneigroßen Steinen. Dies sind dann Steine welche die Lichtung des Nierenbeckens füllen (Ausguss- oder Korallensteine). Ein Nierenstein wächst normalerweise solange weiter bis er das Lumen eines Ureters verlegt. Dann kommt es zum Urin-Rückstau welcher dann eine Kolik auslöst. Blasensteine bilden sich direkt in der Harnblase.

Ursachen: Die Ursachen für die Entstehung von Nierensteinen sind sehr komplex und bis heute noch nicht restlos aufgeklärt. In jedem Fall spielen Ernährung und Trinkmenge eine große Rolle, aber auch Harnwegsinfektionen und verschiedene Stoffwechselerkrankungen. Das entstehen der Steine lässt sich also nicht einfach auf Nahrungsfaktoren schließen! Die Steine entstehen in den Kanälchen der Niere, im Nierenbecken und den ableitenden Harnwegen durch Übersättigung des Urins mit Kalk (zu 50 %), Harnsäure, Urat (aus dem Zellstoffwechsel, häufig bei Gicht → Gichtniere) oder Phosphat (in allen Fertiggerichten als Konservierungsmittel enthalten). Nierensteine entstehen, wenn bestimmte Substanzen im Urin in zu hoher Konzentration vorhanden sind und dann zu anfangs kleinen Kristallen ausfallen. Diese wachsen im Laufe der Zeit aber immer weiter an, in Extremfällen können solche Nierensteine das ganze Nierenbecken ausfüllen. Solange sie sich in den Nieren befinden ohne harnableitende Wege zu verschließen, verursachen sie keine Beschwerden. Sehr schmerzhaft wird es, wenn sie sich lösen und in den Harnleiter gelangen. Heißes Wetter und damit einhergehendes intensives Schwitzen begünstigen die Entstehung von Nierensteinen. Der Verlust an Körperflüssigkeit führt zu einer erhöhten Kalziumkonzentration im Urin. Diese Kalziumsalze können sich in Form von Steinen ablagern.

- **Kalzium-Oxalsäure-Steine** (Kalksteine) bei Osteoporose (Entkalkung der Knochen). Meistens kommt diese Sorte vor! Überfunktion der Nebenschilddrüsen (zuviel Parathormon (es holt

Calcium aus dem Körper, dies erhöht den Blutcalciumspiegel, der Urin enthält zuviel Calcium → Calciumsteine). Überschuss an Vitamin D (für den Knochenaufbau, bei einem Überschuss kommt es jedoch zum Knochenabbau!!)

- **Harnsäuresteine / Uratsteine** bei vermehrten Zellzerfall z. B. bei Tumoren (Harnsäure kommt aus der DNS der Zelle) oder bei Karzinombehandlung (häufiger bei Männern). Bei Schwitzberufen (Sauna ist ok, aber bei Schwitzberufen schwitzt man 8 Std. am Tag! → das Eiweiß gerinnt → Zelle geht kaputt → Harnsäure tritt aus. Stoffwechselerkrankungen (Gicht = Urat) → zuviel Harnsäure im Blut, häufige chronische Pyelonephritis (Nierenbeckenentzündung). Bei Harnsäuresteinen muss der Urin-pH sehr sauer sein.

> **Nierensteine und Harnweginfekte begünstigen sich gegenseitig!**
> Die Bakterien verschieben durch ihre Stoffwechseltätigkeit den pH-Wert des Urins in den alkalischen Bereich, wodurch sich die Löslichkeit für Ionen ändert → Steine entstehen!

Fördernde Faktoren: prinzipiell muss die Konzentration des Urins hoch sein für die Bildung des Steines. Hilfreich für die Bildung der Steine sind geringe Flüssigkeitsaufnahme, Schwitzberufe, eine Ernährung, die dem Körper Wasser entzieht und so den Harn mit Salzen übersättigt (z. B. Spargel und Rhabarber). Auch eine pH-Verschiebung ins Alkalische (bei bakteriellen Infektionen) kann zu Phosphatsteinen führen, wiederholte Harnwegsinfektionen, Harnstauung durch Narben, Verengungen oder Fehlbildungen in den Nieren oder den ableitenden Harnwegen.

Symptome: Solange der Stein im Nierenbecken ruht, hat der Patient keine Symptome. Nierensteine schmerzen nur dann, wenn sie in den Harnleiter gelangen und dort langsam abwandern. Genau genommen spricht man dann von Harnleitersteinen. Das ist vor allem bei recht kleinen Steinen möglich, da große Steine schlecht in die Harnwege abrutschen können. Da die Steine teilweise sehr langsam abgehen, können die Harnleiter irritiert werden, verletzt werden (Hämaturie) sich entzünden (Nierenbeckenentzündungen) und sehr starke Schmerzen auslösen. Man spricht dann von einem akuten Steinabgang, der so genannten **Nierenkolik.** Mittelgroße Steine machen am meisten Beschwerden, Gries geht oft unbemerkt ab, große Steine wandern nicht sondern verursachen höchstens Schmerzen in der Nierengegend. Bei tief sitzenden Harnleitersteinen reicht die Schmerzausstrahlung bis in den Genitalbereich. Die Schmerzen sind ziehend oder stechend. Zeitgleich treten Übelkeit und Erbrechen auf. Stuhl- und Windverhalt (reflektorischer Darmverschluss), man hat also keinen Stuhlgang und keine Blähungen. Beim Urinieren ist die **Harnmenge vermindert.** Bei rund einem Drittel der Fälle ist Blut im Harn sichtbar (**Hämaturie**), da die abgehenden Steinchen die Schleimhaut der Harnwege verletzen. Kleine Steinchen fließen mit dem Harn ab und verursachen höchstens einen kleinen stechenden Schmerz beim Wasserlassen. Nierenkoliken, die von Nierensteinen mit einer Größe von etwa einem halben Zentimeter hervorgerufen werden, enden meist nach einigen Stunden. In schweren Fällen, wenn sich ein Stein festgesetzt hat, kann der Abgang mehrere Tage dauern.

Chronische Nierensteine können sich durch dumpfen Druck in der Nierengegend bemerkbar machen. Sie können zusätzlich bakterielle Infektionen verursachen, die häufig zu Komplikationen führen: Mögliche Folge-Erkrankungen sind Harnwegsinfektionen, septisches Harnfieber (Urosepsis), bei dem Bakterien aus den Harnwegen in den Blutkreislauf übertreten, oder Schrumpfnieren, die mit einer Zerstörung von Nierengewebe einhergehen.

Der Schmerz entsteht dadurch, dass die Überdehnung auf einen der 3 relevanten Nerven drückt, die hinter der Niere (innen an der muskulären Bauchwand) entlanglaufen (**N. subcostalis, N. iliohypogastricus, N. ilioinguinalis**). *Somit strahlt eine Überdehnung im oberen Bereich von der Flanke schräg nach unten in Richtung Nabel aus. Eine*

Überdehnung im unteren Bereich strahlt vom Rücken in die Leiste aus. Dieser Schmerz ist bei Nierensteinen häufig, da es eine physiologische Engstelle im Bereich der Überkreuzung des Ureters und der Vasa iliaca communis gibt. Hier bleiben die Nierensteine gerne hängen.

Differentialdiagnose bei Nierensteinen: Bei der Nierenkolik ziehen die **Schmerzen nach UNTEN**, bei der Gallenkolik ziehen die Schmerzen nach OBEN (zur Schulter)!

Diagnose: CT (Computertomographie), Röntgendiagnostik von Niere und ableitenden Harnwegen mit und ohne Röntgen-Kontrastmittel, Urinuntersuchung auf Blut (Hämaturie) und Infektion (Leukozyten, Bakterien), evtl. anhaltend saurer oder alkalischer Urin, Ultraschall-Untersuchung des Urogenitaltraktes.

Bei Nierensteinen ist es hilfreich ein Sieb beim Urinieren zu benutzen: Beim Wasserlassen können dann Steinablagerungen oder Teile davon im Sieb aufgefangen werden. Eine Untersuchung der Ablagerungen kann Aufschluss über die genaue Ursache geben. Dadurch kann eine gezielte Behandlung durch den Arzt erfolgen.

Verlauf:
- Optimal: der Stein geht ab in die Harnblase (Abgang).
- Komplikation Steinverschluss: akutes Nierenversagen!! Starke Blutungen, stärkste Schmerzen, Urinstau in die Niere, Urämie, weil sich beide Harnleiter reflexartig verkrampfen, Anurie (Harnverhalten).

Therapie: Die Therapie hängt unter anderem von Art und Größe des Nierensteins ab. Der **spontane Steinabgang** wäre von Vorteil. Günstig ist die Analyse eines bereits gefangenen Steines. Bei Kalksteinen kein Calcium zuführen (d.h. Verzicht auf Milch und Milchprodukte, salzarme Ernährung). Medikamente wie Steinbrechtee u.a. können zur Auflösung von Steinen führen. Im akuten Fall: Tropf mit schmerzstillenden (Analgetika) und entkrampfenden Medikamenten (Spasmolytika). Temperatur kontrollieren (Infektgefahr!). Nur selten muss der Stein durch eine offene Operation entfernt werden. In jedem Fall wird eine Steinprophylaxe eingeleitet, da Harnsteine immer wieder auftreten können. Dies geschieht meist in Form von Ernährungsumstellungen.

Naturheilkunde: der Betroffene fastet und nimmt alle 15 min. einen Teelöffel Olivenöl zu sich. Innerhalb von 2 Tagen können auf diese Weise jede Menge Steine abgehen, die die Harnleiter ohne Schwierigkeiten passieren. Die Steine sollte man dann untersuchen lassen. Denn je nach Art der Steine kann durch entsprechende Diät die Neubildung verhütet werden. Salzarme Kost, eiweißarme Nahrung und reichliche Flüssigkeitszufuhr. Auch Zinnkraut-Sitzbäder, bei denen gleichzeitig Zinnkraut-Tee getrunken wird, sind empfehlenswert.

Ist ein spontaner Steinabgang nicht möglich oder liegt eine Nierenschädigung vor, können folgende Therapien durchgeführt werden:

• **Litholyse** (Steinauflösung): Harnsäuresteine kann der Arzt unter Umständen medikamentös auflösen. Erhöhung der Harnmenge und Neutralisierung des Urins (Ernährungsumstellung).
• **Extrakorporale Stoßwellen-Lithotripsie** (ESWL): Die Nierensteine werden dabei über Ultraschall geortet und dann mittels Stoßwellen durch Ultraschall und Laser zertrümmert.
• **Perkutane Nephrolitholapaxie**: Mit Hilfe einer Punktionsnadel wird ein dünner Kanal von außen zur Niere gebohrt. Über den Kanal wird dann ein optisches Instrument eingeführt, mit dem unter Sicht Nierensteine zertrümmert und entfernt werden können.
• **Ureterorenoskopische Steinentfernung**: Die Operationsmethode bei Harnleitersteinen. Hierbei wird ein starres oder flexibles dünnes Rohr mit einem optischen Instrument unter

Sicht über die Harnröhre in die Harnblase und weiter in den Harnleiter eingeführt. Über einen Arbeitskanal des optischen Instruments können unterschiedliche Geräte zur Zertrümmerung und Entfernung der Harnleitersteine eingeführt werden. Dabei kann es sich um Ultraschall-, Laser-, spezielle Sonden oder Zangen handeln.

- **Schlingenextraktion**: Die Schlingenextraktion wird heute wegen der hohen Verletzungsgefahr nur noch in Ausnahmefällen durchgeführt. Der Arzt versucht dabei mit Hilfe einer Schlinge, die über die Harnröhre eingeführt wird, den Stein herauszuziehen. Allerdings wird diese Methode nur angewandt, wenn sich der Stein im unteren (distalen) Drittel des Harnleiters befindet.

In einem Berliner Krankenhaus gibt es eine Station für Nierensteinpatienten. Die liegt im obersten Stockwerk. Die Patienten bekommen warmes Bier zu trinken und müssen die Treppen hoch und runter laufen, besser noch hüpfen.

Nierenkolik

Wenn der Stein das Nierenbecken verlässt und in den Harnleiter wandert, entstehen kolikartige, stärkste Schmerzen, die in Richtung Harnblase, Rücken, Hoden oder Schamlippen ausstrahlen. Gerade an den Harnleiterengen können die Steine leicht hängen bleiben. Die Schmerzen dauern so lange, wie der Stein peristaltisch durch den Harnleiter befördert wird und hören sofort auf, wenn er in die Harnblase kommt. Durch Verletzung des Harnleiters kommt es zu Blut im Urin (Hämaturie). Bei starken Schmerzen möglicherweise Schock, Übelkeit, Erbrechen, evtl. reflektorischer Ileus und Abgang von Harngrieß. Eine Kolik kann Minuten oder Stunden dauern, kann einmal oder mehrmals vorkommen.

Verlauf der Kolik: Abgang des Steins in die Harnblase oder Spasmus der Harnleiter oder Steinverschluss mit allerstärksten Schmerzen, starke Blutungen, Urinstau, Urämie (der Spasmus eines Harnleiters bedingt meist auch den reflektorischen Verschluss des anderen Harnleiters).

Engpässe des Harnleiters an 3 Stellen:
1. kurz unterhalb des Nierenbeckens
2. an der Überkreuzungsstelle mit den großen Blutgefäßen des Beckens
3. am Eintritt in die Harnblase

Prophylaxe für das Steinleiden: viel trinken → mehr ausscheiden, warmes Bier (bei Biergenuss weniger Adiuretinausschüttung, d. h. weniger Rückresorption); körperliche Bewegung, Reduktion von tierischem Protein (Verminderung von Harnsäure), Citratgabe (Verminderung von Calcium), Ursachen beseitigen: Überfunktion der Schilddrüse, Gicht behandeln.

Therapie bei Kolik: Bei einer Nierenkolik wird versucht, durch viel Flüssigkeit, krampflösende Medikamente, die teils auch schmerzstillend wirken, und eventuell einer Bewegungstherapie, wie Hüpfen, den Stein auszulösen. Entkrampfende (Spasmolytika) und schmerzstillende Maßnahmen (Analgetika) sind notwendig. Entkrampfende Maßnahmen allein sind nicht ausreichend, da die Schmerzen nicht durch eine vermehrte Harnleiterperistaltik, sondern durch eine Harnleiterüberdehnung entstehen. Deshalb müssen zusätzlich schmerzstillende Maßnahmen zum Einsatz kommen. Notfalls den Stein mit der Schlinge aus dem Harnleiter holen.

Naturheilkunde: im akuten Anfall zur Linderung der Schmerzen einen Esslöffel Glaubersalz und ein ansteigendes Sitzbad (das bedeutet mit ansteigender Temperatur von 38 °C aufwärts). In diesem kann der Betroffene solange sitzen bleiben, wie er will (auch 2 Std.). Möglichst während des Bades den Urin anhalten, weil nach dem Bad bei spontaner

Entleerung des Urins oftmals ein kleiner Nierenstein durch die lange Wärmebehandlung mit ausgestoßen wird.

> 🔥 **Beachte**: Nierensteine erhöhen das Risiko für Harnwegsinfekte und verursachen chronische Entzündungen.

Nierenzysten (außen)

Nierenzysten sind oft ein Zufallsbefund. Sie sind meist harmlos und verursachen keine Beschwerden (evtl. Druck auf umliegende Organe). Durch eine Zystenpunktion und Gewebeentnahme ist eine maligne Entartung auszuschließen. Wenn es nicht zu viele Zysten im Nierenmark oder -rinde sind, gibt es keine Probleme. Man hat keinen Befund im Urin, da die Nierenzyste (eine Geschwulst mit Stiel) sich außen befindet.

Zystennieren (innen)

Unter einer Zyste versteht man einen durch eine Kapsel abgeschlossenen Gewebshohlraum mit dünn- oder dickflüssigem Inhalt. Bei der Zystenniere handelt es sich um eine doppelseitige Aufdehnung der Tubuli und Sammelrohre mit lebenslang fortschreitender Zystenbildung (polyzystische Nierendegeneration). Diese ist verbunden mit dem Untergang normalen Nierengewebes. Eine einzelne Zyste kann eine Größe von wenigen Millimetern bis zu 15 cm erreichen. Die Niere ist mit Zysten durchsetzt und das normale Nierengewebe wird zerstört. Die Zysten sind mit einer klaren gelben Flüssigkeit gefüllt. Blutungen in die Zysten sowie Infektionen sind möglich.

Es ist eine angeborene, meist beidseitige Ausbildung von mehreren Zysten an den verschiedenen Stellen der Nieren, die in der Regel zu einer Vergrößerung der Nieren, Bluthochdruck und einer fortschreitenden Niereninsuffizienz führen. Bei etwa 7 – 10 % aller Dialysebehandlung sind Zystennieren die Ursache.

50% der Kinder von Patienten mit Zystennieren leiden am gleichen Leiden.

Ursache: Es ist eine angeborene Nierenerkrankung, vererbbar, tritt familiär auf. Meist Zufallsbefund im 4./5. Lebensjahrzehnt.
Symptome: Hypertonie, vage Rückenschmerzen, Urämie, Hämaturie (ausgelöst durch Zystenblutungen), Leukozyten und Erythrozyten im Urin. Nicht selten zeigen sich Symptome des fortgeschrittenen Nierenversagens.
Therapie: Da eine Heilung nicht möglich ist, beschränkt man sich auf die Behandlung der Symptome, z.B. auf Hypertonie und Urämie. Nicht operabel!

> Eine **Zyste** ist eine abgeschlossene, sackartige Kapsel (Geschwulst) mit dünn- oder dickflüssigem Inhalt in einem Gewebshohlraum.

Nierentumor / Nierenkarzinom (Hypernephron)

Bösartige Tumoren der Niere gehören in Deutschland zu den eher seltenen Erkrankungen. Sie machen im Erwachsenenalter etwa 3% aller Krebserkrankungen aus, wobei die häufigste Form das Nierenzellkarzinom ist. In der Niere können gut- und bösartige Tumore auftreten. Das bösartige Nierenkarzinom betrifft Männer (40–60 Jahre) doppelt so häufig wie Frauen. Nur selten sind beide Nieren befallen. Meistens geht der Tumor vom Nierengewebe aus. Es treten aber auch Tumoren an der Oberfläche des Nierenbeckens auf.

Ursache: Die genauen Ursachen für Nierenkrebs sind derzeit noch nicht geklärt. Bekannt sind allerdings Risikofaktoren, die maßgeblich zur Entstehung beitragen. Dazu zählen u.a. Rauchen, Übergewicht und die übermäßige Einnahme phenazetinhaltiger Schmerzmedikamente. In vielen Fällen wird Nierenkrebs zufällig bei einer Ultraschalluntersuchung des Bauches entdeckt, da Symptome erst

in einem späteren Stadium der Erkrankung auftreten. Sie sind viel-
fältig und selten direkt einer Erkrankung der Niere zuzuordnen.

Symptome: Ein wichtiges Symptom, das unmittelbar von der
Niere ausgeht, ist **Blut im Urin.** Das Nierenkarzinom macht
erst in einem fortgeschrittenen Stadium Beschwerden. Meistens
wird der Tumor als Zufallsbefund bei einer Routineuntersuchung
z. B. durch Ultraschall entdeckt. Die drei klassischen Symptome
(„**klassischen Trias**") mit Flankenschmerzen, Raumforderung in
der Flanke und Blut im Urin sind heute die Ausnahme. Es gibt
einige unspezifische Symptome des Nierenkarzinoms wie Fieber,
Erhöhung der Blutsenkungsgeschwindigkeit, Rückenschmerzen,
Blutarmut, untypisch veränderte Leberfunktionswerte, Ge-
wichtsverlust und bei Männern eine neu aufgetretene schmerzhafte Krampfader des Hodens (symptomatische Varikozele). Da
das Nierenparenchym selbst keine Schmerzfasern enthält, ist der
Tumor erst dann schmerzhaft, wenn er sich außerhalb der Niere
ausbreitet. Das Nierenkarzinom kann einen Wachstumsfaktor
absondern, so dass sich im Tumor selbst sehr schnell Kapillaren
bilden. Diese Kapillaren reißen ein und im Tumor entstehen klei-
nere Blutseen. Wenn sich, durch das destruierende Wachstum,
ein solcher Blutsee in das Nierenkelchsystem entleeren kann,
kommt es zu einer sichtbaren Blutbeimengung im Urin → der
schmerzlosen intermittierenden (unregelmäßigen) **Makrohäma-**
turie. Oft ist der Urin dann so rot, dass der Patient meint, der
Urin bestünde nur aus Blut.

Wilms-Tumor (Nephroblastom)
Es ist der häufigste bösartige Nierentumor im Kindesalter (3.–5.
Lebensjahr). Ein meist einseitiger, sicht- und tastbarer Tumor im
Abdominalbereich. Er wächst zunächst verdrängend (expansiv),
später filtrierend und metastasiert dann bevorzugt in Lungen und
regionale Lymphknoten. Die Ursachen für die Entstehung des

Wilms-Tumors sind im Einzelnen noch nicht geklärt, genetischen Faktoren scheinen aber eine wesentliche Rolle zu spielen. Das Hauptsymptom ist eine schmerzlose Vorwölbung der Bauchdecke. Es kann zu Bauchschmerzen, Blässe und Hämaturie kommen. Etwa 80% der Kinder erkranken vor dem 5. Lebensjahr.

Gicht (Arthritis Urica)

Die Gicht ist im medizinischen Sinne ein Sammelbegriff für eine Stoffwechselstörung sowie deren Folgekrankheiten. Ursächlich ist dabei immer ein erhöhter Harnsäurespiegel. Unter den Begriff Gicht fallen die Stoffwechselstörung Hyperurikämie (Erhöhung des Harnsäurespiegels), der Gichtanfall verschiedener Gelenke, meist des Großzehengelenks, sowie die Ablagerung von Harnsäure-kristallen in verschiedenen Geweben. Männer sind wesentlich häufiger betroffen als Frauen. In den Industriestaaten haben etwa 20% der Männer einen erhöhten Harnsäurespiegel. Je höher der Harnsäurespiegel, desto größer ist die Gefahr, einen Gichtanfall, d.h. eine besondere Entzündung eines Gelenks, zu bekommen. Der erste Gichtanfall tritt meist im Alter zwischen 40 – 60 Jahren auf. Die Gicht geht in vielen Fällen mit Übergewicht, Diabetes mellitus, erhöhten Blutfettwerten und arterieller Hypertonie ein-her. Diese Krankheitskombination wird **Metabolisches Syndrom** genannt. Man unterscheidet zwischen primärer und sekundärer Gicht.

Ursachen: Die Gicht entsteht durch einen **erhöhten Harnsäure-spiegel**. Harnsäuren werden sowohl mit der Nahrung aufgenom-men als auch im Körper produziert. Ausgeschieden wird die Harn-säure zum größten Teil über die Niere. Der Arzt unterscheidet zwei Ursachen der Gichtkrankheit: die primäre und die sekundäre Form. Die primäre Form tritt häufiger auf als die sekundäre. Die **primäre Form** ist eine angeborene Stoffwechselstörung. Sie ent-steht durch eine Ausscheidungsstörung der Niere. In sehr seltenen

Fällen kann auch eine Überproduktion von Harnsäure die Ursache sein. Bei der **sekundären Form** verursachen verschiedene Begleiterkrankungen den erhöhten Harnsäurespiegel. Auslösende Krankheiten können z.B. Nierenerkrankungen, Tumorerkrankungen, Adipositas (Fettsucht) Anämie oder Diabetes mellitus sein. Aber auch verschiedene Medikamente (z.B. Diuretika), Alkohol (insbesondere Bier) oder plötzliches Fasten können einen Gichtanfall auslösen.

- ernährungsbedingt: zuviel Eiweiß (insbesondere Schweineeiweiß: Purine) im Blut durch zuviel Fleischverzehr, Alkohol, Hülsenfrüchte, Spargel. Störung im Purinstoffwechsel (Früher: Erkrankung des Adels!).
- Zellzerfall im Körper (z.B. bei Karzinom oder Karzinombehandlung).
- bei Nulldiät (deswegen dabei immer Harnsäurespiegel testen).

> Die **primäre Gicht** ist eine angeborene gestörte Harnsäureausscheidung der Niere.
> Die **sekundäre Gicht** ist eine Stoffwechselerkrankung mit Störungen im Purinstoffwechsel. Purine entstehen beim Abbau von Kernsäure und werden letztendlich in der Harnsäure über den Urin ausgeschieden. Dadurch wird der Harnsäurespiegel im Blut erhöht.

Symptome: Ein leicht erhöhter Harnsäurespiegel bereitet meist über viele Jahre keine Beschwerden. Häufig ist der akute Gichtanfall des Großzehengrundgelenks (Podagra) das erste Zeichen der Gichterkrankung. Dabei kommt es zu heftigen Schmerzen, einer Rötung, einer Schwellung, Funktionseinschränkung und einer Überwärmung des Gelenks. Die Bewegung ist sehr schmerzhaft. Meistens am frühen Morgen nach üppigen Mahlzeiten (am Abend) mit viel Fleisch und Alkohol. Gelegentlich, aber sehr selten ist auch das Kniegelenk oder das Sprunggelenk betroffen. Der **akute Gichtanfall** kann von

Fieber begleitet sein. Wird die Gicht nicht behandelt (**chronische Gicht**), kann es im Lauf von Jahren zu einer Ablagerung von Harnsäurekristallen in verschiedenen Geweben (z. B. Ohrmuschel) und Organen (z. B. Niere) kommen sowie an den Sehnen, Schleimbeuteln, Knorpel → Gichtknoten (**Gichttophi**), chronische Entzündungsschübe, besonders an den kleinen Gelenken, bis zu Deformierungen, Verwachsungen und Verkrüppelungen.

Komplikationen: Entzündung am Herzbeutel (Pericarditis), Niereninsuffizienz, Harnsäuresteine.

Diagnose: Im akuten Gichtanfall zeigt die Blutuntersuchung häufig keinen erhöhten Harnsäurespiegel, sondern nur eine Erhöhung der Entzündungswerte. Sonst kann die Erhöhung nachgewiesen werden. Einen akuten Gichtanfall diagnostiziert der Arzt bereits durch die Erhebung der Krankengeschichte und die körperliche Untersuchung. Röntgenuntersuchungen können Langzeitschäden betroffener Gelenke darstellen.

Therapie: Die Therapie des erhöhten Harnsäurespiegels unterscheidet sich von der Therapie des akuten Gichtanfalls. Ziel der **Therapie des akuten Gichtanfalls** ist es, mit Medikamenten möglichst schnell die Schmerzen zu reduzieren. Colcicin, entzündungshemmende Schmerzmittel sowie lokale kühlende Umschläge der Gelenke werden kombiniert eingesetzt, sodass in der Regel binnen weniger Stunden eine erheblich Besserung der Beschwerden eintritt. Langfristiges Ziel ist die Normalisierung des Harnsäurespiegels. Die Normalisierung des Körpergewichts sowie eine ausreichende Trinkmenge (mindestens 2 Liter täglich), fleischarme Kost, wenig Alkohol und Kaffee stehen dabei im Vordergrund. Ferner stehen Medikamente zur Verfügung, die entweder die Harnsäureausscheidung steigern oder die Harnsäurebildung reduzieren. Dadurch werden akute Gichtanfälle verhindert.

Naturheilkunde: Bei Harnsäureüberschuss ein Pfund grüne Bohnen in einem Liter Wasser kochen, bis etwa ½ Liter Flüssigkeit bleibt. Täglich 3 Tassen trinken. Auch das Kochwasser von Pellkartoffeln ohne Salz wirkt entsäuernd!

Nierendiät
- salzarm (Salz bindet Wasser und erhöht dadurch die Resorption von Wasser. Dies belastet den Kreislauf).
- eiweißarm (wegen der Umwandlung von Ammoniak in Harnstoff).
- fettarm bei Arteriosklerose (damit nicht noch mehr Nephrosklerose stattfindet!).
- viele Kohlehydrate (bei KH-Mangel werden Eiweiße als Energielieferanten herangezogen. Dies erhöht wieder die Harnstoffmenge).

Gichtniere (Gichtnephropathie)

Harnsäureablagerungen (Uratkristalle) in der Niere führen zum chronischen Nierenschaden, zur Gichtniere. Dies hat entzündliche Reaktionen zur Folge, die bis zur Schrumpfniere führen können.

Blasenkarzinom

Etwa 3 % aller bösartigen Tumoren sind Harnblasenkarzinome. Harnblasenkrebs ist ein bösartiger Tumor an der Schleimhaut der Harnblase. Jährlich erkranken in der Bundesrepublik Deutschland schätzungsweise 13.000 Männer und 5.000 Frauen. Harnblasenkrebs ist eine Erkrankung des höheren Lebensalters (Stand 2005). Er tritt meist bei Männern nach dem 50. Lebensjahr auf.

Ursache: Harnblasenkrebs kann durch äußere Einflüsse hervorgerufen werden. Insgesamt sind über 50 verschieden chemische

Substanzen bekannt, z. B. Chemikalien, die in der Öl, Gummi- oder Farbstoffindustrie verwendet werden. Schmerzmittelmissbrauch, Arsen, Nikotin, Harnblasensteine, häufige Entzündungen, Süßstoff können als fördernde Faktoren angesehen werden. In tropischen Regionen (vor allem in Afrika, Asien und Südamerika) ist eine der wichtigsten Ursachen die **Bilharziose**, eine Infektion mit Einzellern, die in Seen und Flüssen leben.

Symptome: Wie bei den meisten bösartigen Tumoren gibt es auch beim Harnblasenkarzinom keine eindeutig spezifischen Beschwerden, die mit hoher Wahrscheinlichkeit auf diese Erkrankung hinweisen. Bei 90 % der Betroffenen tritt Blut im Urin als Alarmsymptom auf. Schmerzen entstehen ebenfalls erst sehr spät in weit fortgeschrittenen Stadien oder wenn ein Harnleiter oder die Harnröhre durch den Tumor verlegt ist. Auch häufiges oder schmerzhaftes Wasserlassen können Symptome sein.

Diagnose: Besteht ein Verdacht auf eine Geschwulst in der Harnblase, wird eine Harnblasenspiegelung (Zystoskopie) vorgenommen. Zusätzlich kann eine radiologische Untersuchung (Urographie) des gesamten Harntrakts durchgeführt werden. Ergänzend wird der Harn mikroskopisch auf bösartige Zellen untersucht. Zur Stadieneinteilung werden weitere diagnostische Verfahren eingesetzt: Ultraschall, Computer-Tomographie und MRT (Magnet-Resonanz-Tomographie).

Therapie: Die Therapie des Harnblasenkarzinoms hängt maßgeblich vom Stadium der Erkrankung ab. Bei etwa 80 % der Patienten ergeben die Untersuchungen, dass es sich um einen oberflächlichen Tumor handelt. Dieser kann mit Hilfe des Zystoskops entfernt werden. Nach dem Eingriff tritt bei vielen Patienten ein erneutes Geschwür auf, entweder an derselben Stelle oder noch häufiger an einer anderen Stelle der Harnblase. Deshalb träufelt der Arzt zusätzlich im Rahmen der Zystoskopie

Chemotherapeutika in die Harnblase (Instillationstherapie), um das Risiko eines erneuten Auftretens von oberflächlichen Tumoren zu verringern. In manchen Fällen wird auch der Tuberkuloseimpfstoff BCG in die Harnblase gespritzt. Hierdurch wird eine intensive Immun-Reaktion ausgelöst, die auch die Tumorzellen bekämpft. Bei anderen Patienten handelt es sich von Anfang an um Harnblasenkrebs, der tiefer in die Harnblasenwand einwächst. In diesem Fall ist ein größerer operativer Eingriff, nämlich eine teilweise oder vollständige Harnblasenentfernung (Zystektomie) erforderlich. Wenn die Harnblase komplett entfernt wurde, wird der Urin dann über einen künstlichen Ausgang über die Haut in einen Beutel abgeleitet oder er wird über eine Darmersatzblase mit Anschluss an die alte Harnröhre auf natürlichem Weg über die Harnröhre entleert. In einigen Fällen ist es jedoch möglich, mit einem Stück Dünndarm und der Harnröhre eine Art neue Harnblase zu bilden. Damit kann der Patient weiterhin auf die übliche Weise Wasser lassen. Falls es nicht möglich ist, die Harnblase zu entfernen oder wenn der Betroffene diesen Eingriff ablehnt, kommt eine Bestrahlung der Harnblase, eine Chemotherapie oder eine Kombination aus beiden Methoden in Betracht. Wenn die Geschwulst schon zu weit fortgeschritten ist und sich z. B. in die Lymphknoten der Bauchhöhle oder in andere Organe ausgebreitet hat, kann eine Chemotherapie helfen. Diese Behandlung zieht eine Symptomlinderung nach sich und wirkt lebensverlängernd. Darüber hinaus ist auch eine symptomlindernde Strahlenbehandlung möglich.

Harninkontinenz

Es ist eine Bezeichnung für unfreiwilligen Abgang von Harn. Das Unvermögen, den Urin willentlich zurückzuhalten. Es ist immer ein Symptom, dessen Ursache es aufzuklären gilt! Es stellt ein gestörtes Zusammenspiel zwischen den Austreibungs- und Verschlussmechanismen dar.

Stressinkontinenz / Belastungsinkontinenz

Der Patient verliert beim Pressen, Bücken, Niesen, Husten, etc. Urin. Meistens liegt bei dieser Form eine Beckenbodenschwäche zugrunde. Dies ist die häufigste weibliche Inkontinenzform. Sie ist bei Frauen oft Folge mehrfacher Spontangeburten, die zu einer Überdehnung und Erschlaffung von Haltebändern und Beckenboden führen. Daraus resultiert eine Senkung der Organe des kleinen Beckens. So kann bei erhöhtem Bauchinnendruck dieser Druck nicht mehr als Verschlussdruck die Harnröhre erreichen, wohl aber noch in voller Stärke die Harnblase.

Beim Mann dagegen ist diese Form meist Folge einer traumatischen Schädigung des äußeren Blasenschließmuskels durch Operationen oder Unfälle.

Therapeutisch stehen den Frauen in leichten Fällen konservative, in den schwereren Fällen eine Reihe von operativen Methoden zur Verfügung. Beim Mann kann der Versuch minimal-invasiver Eingriffe am Schließmuskel gemacht werden. In therapieresistenten Fällen kann ein künstlicher Schließmuskel implantiert werden, bei dem mittels Pumpensystem eine um die Harnröhre gelegte aufblasbare Manschette gefüllt bzw. geleert wird.

Urgeinkontinenz / Dranginkontinenz

(urge (*engl.*) = nötigen, zwingen)

Der nicht unterdrückbare Harndrang führt zum Urinverlust, bevor die Toilette erreicht ist. Hier kann die Wahrnehmung der Blasenfüllung im Sinne eines vorzeitigen Füllungsgefühls etwa durch eine Entzündung der unteren Harnwege (Harnblase, Harnröhre), Harnwegsobstruktionen, Prostata-Vergrößerungen oder auch durch neurologische Störungen wie z.B. Demenzerkrankungen gestört sein. Sind die afferenten Nervenimpulse zum **Detrusor vesicae** enthemmt, führt dies zu einer vorzeitigen, manchmal krampfartigen Detrusor-Kontraktion → motorische Dranginkontinenz.

Therapie: teils kausal, also die Ursache beseitigend, teils symptomatisch, lediglich die Beschwerden lindernd.

Mischinkontinenz
Hier sind Drang- und Belastungsinkontinenz kombiniert.

Überlaufinkontinenz / Überlaufblase
Kontinuierlicher Harnverlust ohne Harndrang, aufgrund fehlender Blasenmotorik. Die Harnblase ist ständig überfüllt. Erkenntlich auch bei der Perkussion des Bauchraumes.
Ursache ist meist die gutartige Prostatavergrößerung, seltener hochgradige Verengungen (Strikturen) der Harnröhre. Aber auch neurologische Erkrankungen mit einer Erschlaffung des **Detrusors** (wie sie im Rahmen einer Polyneuropathie bei chronisch schlecht eingestelltem Diabetes mellitus auftreten kann) können zur Überlaufblase führen.
Sehr häufig kommt es im Gefolge einer Überlaufblase zu einem Rückstau des Urins in die Harnleiter und die Nieren mit der Gefahr einer zunehmenden Niereninsuffizienz (Funktionsverlust der Nieren) bis hin zur Urämie (Harnvergiftung). Auch durch den in der Harnblase ständig vorhandenen Resturin sind die Betroffenen gefährdet einen Harnweginfekt zu erleiden.
Therapie: wenn möglich Ursachenbeseitigung (Prostata, Harnröhre) oder bei irreversiblen Veränderungen Selbstkatheterismus oder Dauerkatheter-Behandlung.

Reflexinkontinenz (neurogene Blase)
Hierbei handelt es sich um einen unbemerkten Harnabgang. Er kann kombiniert mit Restharnbildung und Harnverhalten auftreten. Ursachen können Medikamenteneinnahme (z. B. Tranquilizer, Neuroleptika, Antiepileptika, Beta-Blocker, Antiparkinsonpräparate) oder auch eine Erkrankung des Zentralen Nervensystems (ZNS) sein.
Führt eine Störung oder Zerstörung der cerebralen Hemmungsbahnen zu einem Überwiegen der Aktivitätsimpulse des Reflexbogens zwischen Harnblase und Blasenzentrum im oberen Sakralmark (S2 – S4), kommt es zu reflexartigen (Detrusor-)Kontraktionen mit Harnabgang. Dies ist etwa nach einer Querschnittslähmung

oberhalb des Blasenzentrums gegeben. Degenerative zentral-nervöse Veränderungen etwa bei Demenzkranken können den gleichen Effekt zeigen.

Therapie: vorzugsweise medikamentös, Vorlagen, Windeln

Extraurethrale Inkontinenz
Harnabgang aus anderen Öffnungen als der Urethra infolge Fistel-bildung. Hier liegt also keine Insuffizienz des Harnleiters vor son-dern z. B. eine angeborene subsphinktere Fehlmündung eines Harnleiters oder eine verletzungsbedingte Fistel, wie etwa eine Blasen-Rektum- oder Blasen-Scheiden-Fistel als Operations- oder Bestrahlungsfolge.

Therapie: operative Korrektur

Hämolytisch-urämisches Syndrom (HUS)

IfSG §6(1) Meldepflicht HP Verdacht/Erkrankung/Tod IfSG (= Infek-tionsschutzgesetz)
IfSG §7(1) Meldepflicht Labor für EHEC
BEHANDLUNGSVERBOT für Heilpraktiker!

Das HUS ist eine seltene, vorwiegend Säuglinge und Kleinkin-der betreffende Erkrankung der Blutgefäße, Blutzellen und der Nieren. Im Anschluss an virale oder bakterielle Infekte, meist des Magen-Darm-Traktes, kommt es zur Schädigung der Blut-gefäßwände. Meist lösen so genannte EHEC-Bakterien (entero-hämorrhagische Escherichia coli) die Erkrankung aus. Die EHEC-Infektion kann sehr unterschiedlich verlaufen. Manchmal zeigt sie keine Symptome und bleibt unbemerkt. Meist äußert sich die Erkrankung aber in Durchfällen, die bei schwerem Verlauf von Bauchschmerzen und blutigen Stühlen begleitet werden. Die Bakterien zerstören die Darmzellen, ihre abgesonderten Gifte (Verotoxine) greifen die Blutzellen und die Blutgefäße der Niere, des Magen-Darm-Traktes und manchmal sogar die des Gehirns an. Ausgelöst durch die starken Bakteriengifte entwickelt sich in 6–8 % aller Fälle aus einer EHEC-Infektion ein hämolytisch-urämisches Syndrom. Es kommt zu akutem Nierenversagen und einer rapiden Abnahme der für die Blutgerinnung wichtigen Blutplättchen. Feine Blutgefäße werden zerstört. Unbehandelt kann das HUS zum Tod führen.

Babys und Kleinkinder haben noch kein starkes Immunsystem und gehören deswegen genau wie alte immunschwache Menschen zur Risikogruppe für ein HUS.

Symptome: Meist beginnt ein HUS mit Durchfall, Erbrechen, Fieber, Bauchkrämpfen, Bauchkoliken, blutigen Stühlen. Manchmal kann zusätzlich eine Infektion der Atemwege auftreten. Später kommt es zu schwerem Krankheitsgefühl, Abnahme der Urinproduktion durch glomeruläre Nierenschädigung (thrombotische Mikroangiopathien, Erkrankungen der kleinsten Gefäße → die Glomeruli verstopfen) mit Oligurie bis Anurie mit Folge der Urämie dadurch urinartiger Geruch der Haut und des Atems **(Foetor urämicus)**, Albuminurie, mäßige Hämaturie, zunehmende Blässe, hervorgerufen durch Blutarmut in Folge der Zerstörung der Blutzellen (hämolytische Anämie durch intravasale Erythrozyten-Schädigung → die Erythrozyten zerreißen an den abgelagerten Fibrinfäden), Konzentrationsschwäche, Mattigkeit, Bewusstlosigkeit bis hin zum Koma. Auch Krampfanfälle können vorkommen. Blutungsneigung durch toxisch ausgelöste intravasale Blutgerinnung mit Thrombozytopenie (durch die Gerinnselbildung verringern sich die Thrombozyten).

Diagnose: Blut und Stuhluntersuchungen um Schädigungen der Blutzellen erkennen und eventuell vorhandene EHEC-Bakterien nachzuweisen. Bei einer unzureichenden Nierenarbeit finden sich im Urin verschiedene Stoffe, die durch eine gesunde Niere herausgefiltert worden wären. Weitere Untersuchungen der Niere mittels Computertomographie und Ultraschall.

Komplikationen: Letalität bei 10%, bei weiteren 10–30% kommt es zu einer dauerhaften Niereninsuffizienz mit Dialyse- oder sogar Transplantationspflicht.

Therapie: Das HUS muss im Krankenhaus behandelt werden. Meist sind Infusionen notwendig und Medikamente, die die Urinproduktion wieder in Gang bringen. Die Folgen für die Nieren sind abhängig vom Ausmaß des Schadens, den die Bakterien bereits verursacht haben. Das Organgewebe kann schwach geschädigt sein, dann sind die Nieren nur leicht in ihrer wichtigen Funktion behindert. Sind die Schäden durch den Zellangriff aber größer, können die Nieren durch das HUS so zerstört sein, dass eine vorübergehende oder sogar eine lebenslange Dialyse (Blutwäsche) notwendig ist. Dabei wird die Aufgabe der Nieren zeitweise von einer Maschine übernommen.

Diabetes insipidus (Wasserharnruhr)

Der Diabetes insipidus ist eine Hormonmangelerkrankung, bei der die Nieren nicht in der Lage sind, den Harn durch Wasserentzug (Rückresorption) zu konzentrieren. Die harnpflichtigen Substanzen werden so gemeinsam mit großen Mengen von Wasser ausgeschieden, wobei die Harnmenge bis zu 30 Liter pro Tag betragen kann (die normale Menge beträgt nur 1½ bis 2 Liter pro Tag). Wird dieser Flüssigkeitsverlust nicht konsequent ersetzt, kommt es zur Austrocknung des Körpers, die lebensgefährliche Folgen haben kann. Die Symptomatik der Erkrankung wird durch einen Mangel des antidiuretischen Hormons (ADH, Adiuretin, Vasopressin) ausgelöst, welches normalerweise im Hypophysenhinterlappen gebildet wird und für eine angemessene Wasser-Rückresorption in den Nieren sorgt.

Es werden zwei Formen des Diabetes insipidus unterschieden:

- Beim **zentralen Diabetes insipidus** besteht ein Mangel an ADH. Dabei kann es sich um ein völliges Fehlen des Hormons oder um einen teilweisen Mangel handeln. Der Mangel kann vorübergehend, z. B. nach einer Operation, oder dauerhaft auftreten.
- Beim **renalen Diabetes insipidus** ist zwar genug ADH vorhanden, aber die Nieren reagieren nicht auf das Hormon. Das nennt sich auch Endorganresistenz.

ADH-Mangel torpediert unser **Haarnadelgegenstromprinzip** so dass vermehrt Wasser ausgeschieden wird. Das führt zu vermehrtem Durst.

Ursachen:

Der **zentrale Diabetes insipidus** kann ohne erkennbare Ursache auftreten. Dann wird er auch **idiopatisch** genannt. Er kann aber auch die **Folge von Operationen** im Bereich von Hypothalamus oder Hypophyse sein. Möglicherweise entwickelt sich die Erkrankung auch aufgrund von Tumoren, Metastasen, Granulomen im Bereich des Hypothalamus und der Hypophyse. Auch als Folge einer entzündlichen Erkrankung kann ein zentraler Diabetes insipidus entstehen.

Der **renale Diabetes insipidus** kann angeboren (vererbt) sein. Als sekundäre Erkrankung tritt der renale Diabetes insipidus z. B. bei Nierenerkrankungen wie der Amyloidose auf, bei der die Funktion der Nieren durch die Einlagerung von Bindegewebe gestört wird. Auch Medikamente können die Erkrankung hervorrufen, z. B. Lithiumsalze, die bei einigen psychischen Erkrankungen Anwendung finden. Renaler Diabetes insipidus kann in Begleitung einer Hyperkalzämie (erhöhter Kalziumspiegel) und Hypokalzämie (erniedrigter Kalziumspiegel) auftreten.

Symptome: Die Symptomatik der Erkrankung wird durch einen Mangel des antidiuretischen Hormons (ADH, Adiuretin, Vasopressin) ausgelöst, welches normalerweise im Hypophysenhinterlappen gebildet wird und für eine angemessene Wasser-Rückresorption in den Nieren sorgt. Somit ist die Wasserrückresorption in der Niere vermindert bzw. entfällt. Beschwerden sind ein starkes Durstgefühl und häufiger starker Harndrang, auch nachts.

Das vorwiegende Symptom ist die übermäßige Harnausscheidung (**Polyurie**). Das können Mengen zwischen 3 – 15 Litern innerhalb von 24 Stunden sein (heftige Diurese). Nieren sind durch zu wenig ADH nicht in der Lage, Wasser zurückzuholen. Der Körper muss das verlorene Wasser ersetzen, weshalb es zum großen Durstgefühl kommt (**Polydipsie**). Wird der Flüssigkeitsverlust nicht ausgeglichen, kommt es zu weiteren Symptomen wie: trockene Haut und Schleimhäute, Verstopfung und bei Kleinkindern ist auch ein Austrocknen (Exsikkose) möglich

Therapie: Die Therapie richtet sich nach der Form und der Schwere der Erkrankung. Leichte Formen des zentralen Diabetes insipidus, bei dem noch teilweise körpereigenes ADH wirksam ist, brauchen unter Umständen gar nicht behandelt werden. Die Betroffenen gewöhnen sich an das gesteigerte Durstgefühl und auch daran, dass sie öfter urinieren müssen. Ansonsten sollte auch bei teilweisem zentralem Diabetes insipidus eine Therapie mit Desmopressin stattfinden. Andere mögliche Wirkstoffe, wie z. B. Carbamazepin oder Chlorpropamid, haben eine erheblich höhere Nebenwirkungswahrscheinlichkeit. Deshalb sollten sie besser vermieden werden. ADH in Form von Nasenspray.

Nierenempyem (nur im Nierenbecken):

(*griech.*) Ein Empyem ist durch eine bakterielle Entzündung verursachte Eiteransammlung in einer schon vorgegebener Körperhöhle oder einem Hohlorgan. In diesem Falle ist es ein eitriger Erguss ins Nierenbecken, dem eine Grunderkrankung mit

Bakterien vorausgeht. Es ist meist gutartig und zur Selbstheilung neigend.

Nierenabszess

Ein Abszess ist eine Eiteransammlung in einer neu entstandenen Körperhöhle, die durch pathologische Vorgänge entstanden ist. Die Höhle ist allseitig abgeschlossen. Der Abszess kann überall in der Niere auftreten. Man unterscheidet:

heißer Abszess: durch akute Entzündung mit Fieber, z. B. beim Niereninfarkt.

Kalter Abszess: durch chronische Entzündung, z. B. bei Tuberkulose.

Ursachen: Abszesse können ohne offenbare äußere Ursache auftreten. Die Mehrzahl der Abszesse wird durch eine Infektion mit Bakterien hervorgerufen. Meist sind Abszesse Folge einer Operation, einer Spritze, eines Fremdkörpers und/oder einer Abwehrschwäche des Betroffenen. Es gibt aber auch so genannte sterile Abszesse, in denen sich kein Erreger nachweisen lässt. Die meisten Abszesse zeigen eine Entzündungsreaktion in der Umgebung. Es gibt selten aber auch kalte Abszesse ohne wesentliche Entzündungsreaktion. Um einen Abszess baut der Körper einen Schutzwall aus Granulationsgewebe auf. In diesem Randwall konzentriert der Körper Abwehrzellen. Wird ein Abszess nicht richtig behandelt, kann er sich durch die Haut entleeren, in freie Körperhöhlen oder andere Organe einbrechen und im schlimmsten Fall über eine Sepsis („Blutvergiftung") zum Tode des Betroffenen führen.

Niereninfarkt

Als Infarkt wird eine Gewebsnekrose bezeichnet, die nach Unterbrechung der versorgenden Blutgefäße infolge Thrombose oder

Embolie entsteht. Ein Niereninfarkt ist ein Gefäßverschluss der Nierenarterie oder Nierenvene durch ein Blutgerinnsel oder durch einen Embolus. Damit sind die Versorgungsleitungen der Nieren unterbrochen

Ursachen: Herzwandthrombose, Herzinnenhautentzündung, Arteriosklerose oder stumpfe Bauchverletzungen.
Symptome: Schmerzen im Bauch- oder Lendenbereich, evtl. Blut im Urin, fehlende oder geringe Harnausscheidung.
Therapie: Bei einem kleinen Niereninfarkt, der nur einen Teil des Nierengewebes betrifft, ist eine Heilung des restlichen Gewebes möglich. Bei einem großen Niereninfarkt (Nekrose) vernarbt die ganze Niere und ist damit funktionsuntüchtig.

Renale Agenesie

Agenesie bedeutet Fehlen einer Organanlage. Bei der Geburt fehlt meist die linke Niere. Die verbleibende Niere hypertrophiert und übernimmt die Arbeit der fehlenden mit.

Ektopie (Ektopia)

Ektopie bezeichnet eine angeborene oder erworbene Verlagerung eines Gewebes oder Organs an die Körperoberfläche oder an eine ungewöhnliche Stelle innerhalb des Körpers. In diesem Falle eine angeborene Verlagerung der Niere in das Becken. Dadurch ist der Harnleiter oft verkürzt, so dass bei Ureterverlegung ein Aufstau des Harns die Folge sein kann.

Hufeisenniere (Ren arcuatus)

Es ist eine angeborene pathologische Verwachsung beider Nieren zu einem Hufeisen. Es wird angenommen, dass sie im Embryonalstadium durch die Vereinigung der Nieren beider Seiten entstehen, und zwar zu dem Zeitpunkt, wo die beiden Organe mit 5 Wochen im kleinen Becken noch sehr nah beieinander liegen. Die beiden Nieren sind am häufigsten am unteren Pol miteinander verbunden. Die Harnleiter sind nicht missgebildet. Die Hufeisenniere liegt jedoch weiter unten als die normale. In der Regel macht diese Verwachsung keine Symptome.

Wanderniere/Senkniere (Ren mobilis)

Mit dem wissenschaftlichen Namen **Nephroptose** wird in der Medizin eine Absenkung einer oder beider Nieren beschrieben. Eine anlagebedingte Bindegewebsschwäche, eine verminderte Muskelspannung und/oder starke Gewichtsabnahme sind die Ursachen für das Absenken der Niere. Die Nieren sind dann nicht an der Bauchhinterwand verankert. Bei **Körperbewegungen** verändert die Niere dann ihre Lage – der Schwerkraft folgend – nach unten. Die umgangssprachlichen Begriffe „Wanderniere" oder „Senkniere" bezeichnen also tatsächlich ein „bewegungsfreudiges" Organ. Man findet dies sehr oft bei sehr schlanken Patienten, dem so genannten *leptosomen Typus.*

*Motorradfahrer schützen sich mit einem breiten Gurt während des Fahrens gegen die Erschütterungen und somit gegen die Gefahr eine Wanderniere zu bekommen. Früher hatten viele Damen auf Grund ständigen „Korsetttragens" unter einer Wanderniere gelitten. **„Der Vater der Wanderniere ist die Abmagerung, die Mutter der verschnürte Leib"***

Symptome: Ohne Beschwerden muss dieses Erscheinungsbild nicht behandelt werden. Manchmal kommt es jedoch im Stehen zu Flanken- oder Rückenschmerzen, die auch kolikartig auftreten können, sich aber meist im Liegen bessern. Durch die Absenkung des Organs kann der Harnleiter abknicken, was dann zu Harnstau und zu Nierenbeckenentzündungen führen kann. Die Abknickung der Nierengefäße und die dadurch bedingte

Mangeldurchblutung kann ebenfalls Schmerzen verursachen. Bei Schädigung der Gefäße kann es auch zur arteriellen Hypertonie kommen.

Therapie: Bei Beschwerden kann gegebenenfalls eine operative Fixierung der Niere vorgenommen werden (Nephropexie).
Naturheilkunde: Ernährung, die den Fettansatz begünstigt. Täglich Übungen, die den Unterleib kräftigen.

Renale Anämie

Unter renaler Anämie versteht man einen Mangel an roten Blutkörperchen (Erythrozyten), der im Verlauf einer chronischen Niereninsuffizienz entsteht. Hauptursache dieser Erkrankung ist der Mangel an dem Hormon Erythropoetin, das die Bildung der Blutkörperchen im Knochenmark anregt. Es handelt sich also um eine Anämie mit pathologischem Befund an der Niere.

Ursache: Das **Hormon Erythropoetin** wird zum Großteil in der Niere gebildet. Im Verlauf einer chronischen Niereninsuffizienz kann die Niere jedoch keine ausreichenden Mengen an Erythropoetin mehr herstellen, was wiederum zu einer verminderten Blutkörperchenbildung führt. Der Schweregrad der renalen Anämie ist u. a. davon abhängig, wie stark die Funktion der Niere eingeschränkt ist. Eine weitere Ursache der Anämie ist, dass die Erythrozyten nur noch eine verkürzte Lebenszeit haben. Eine Ursache für die kürzere Lebensdauer ist, dass das Blut zu viele schädliche Stoffwechselprodukte (harnpflichtigen Substanzen) enthält, die normalerweise mit dem Urin ausgeschieden werden.

Symptome: Erste Symptome sind leichte Ermüdbarkeit, Schwindelgefühl, Herzklopfen und eine **milchkaffee-farbene Haut.** Diese Hautverfärbung entsteht durch eine Kombination von Blässe, bedingt durch die Anämie und der Ablagerung von bräunlichen harnpflichtigen Substanzen. Bei schwerem Blutmangel kann es zu Angina pectoris (Herzenge) und Atemnot kommen.

Diagnose: Anhand einer Blutuntersuchung lässt sich feststellen, inwieweit die Nierenfunktion eingeschränkt und wie hoch die Zahl der Erythrozyten ist. Zusätzlich Bestimmung der Anzahl der Retikulozyten, einer Vorstufe der roten Blutkörperchen. Bei der renalen Anämie sind Erythrozyten und Retikulozyten vermindert.

Therapie: Erythropoetin kann nicht als Tablette eingenommen werden, sondern muss unter die Haut oder in die Vene gespritzt werden. Die entsprechenden Medikamente werden gentechnisch hergestellt. Nach einer Nierentransplantation bessert sich die renale Anämie, da die neue Niere meist das Erythropoetin in ausreichender Menge produzieren kann. Für die Bildung der Erythrozyten ist eine ausreichende Versorgung des Körpers mit Eisen unverzichtbar. Es ist ein wichtiger Bestandteil des roten Blutfarbstoffs, der den Sauerstofftransport der roten Blutkörperchen übernimmt. Bei Eisenmangel entwickeln auch ansonsten gesunde Menschen eine Anämie. Für den Erfolg einer Therapie mit Erythropoetin ist eine ausreichende Eisenversorgung und meistens eine zusätzliche Zufuhr von Eisen notwendig. Eisen kann allerdings im Magen-Darm-Trakt nur schlecht aufgenommen werden. Die Präparate führen zudem häufig zu Übelkeit und Verdauungsstörungen. Bei Patienten mit chronischen Nierenerkrankungen wird Eisen daher meistens direkt in die Vene verabreicht, um eine ausreichende Eisenversorgung zu gewährleisten.

Eine gute Alternative sind die biochemischen Schüßlersalze (Nr. 3 ferrum phosphoricum). Auch eine alte Heilweise kann gut unterstützen: 3 x täglich ein Schnapsglas voll Rote-Beete-Most. Das Blutbild kann sich bessern.

Nierenarterienstenose

Verengung einer oder beider Nierenarterien, meist durch eine Arteriosklerose bedingt. Sie ist ein chronisches Geschehen.

Ursachen: Sie kann auch angeboren sein oder durch bindegewebige Entartung und Verdickung der Gefäßwand (**fibromuskuläre Dysplasie**) entstehen. Seltenere Ursachen sind akute Verschlüsse durch Thrombosen oder Embolien. Diese Verengungen führen zu einer Durchblutungsstörung der betroffenen Niere, was wiederum eine Blutdruckerhöhung hervorruft. Etwa 2% der Hypertonien entstehen durch eine Veränderung der Nierengefäße.

Symptome: Durch die verminderte glomeruläre Filtrationsrate meldet der distale Tubulus dem Vas afferens, dass der Filtrationsdruck nicht ausreicht. Darauf hin wird Renin ausgeschüttet und der Blutdruck steigt und steigt und steigt... → **maligner Hypertonus.**

Therapie: Die Behandlung besteht in einer Beseitigung der Stenose. Dies erfolgt entweder durch eine Ballondilatation, das Einsetzen einer inneren Schienung (Stent) oder durch eine operative Beseitigung der Verengung.

Diabetische Nephropathie

Etwa ein Drittel aller Diabetiker (Typ 1 + 2) entwickelt im Lauf ihrer Erkrankung eine diabetische Nephropathie. Sie tritt als Spätfolge der Erkrankung auf. Die Nieren verlieren dabei langsam ihre Filterfunktion. Schreitet sie fort, müssen sich die Patienten letztlich möglicherweise einer Blutwäsche (Dialyse) oder einer Nierentransplantation unterziehen. In Deutschland sind mehr als die Hälfte aller Patienten, die sich nach Nierenversagen einer Blutwäsche unterziehen müssen, auch Diabetiker. Das Risiko für diese Folgeerkrankung lässt sich drastisch senken, wenn der Blutzucker optimal eingestellt ist. Besteht die Nephropathie bereits, ist eine normnahe Blutzuckereinstellung und eine konsequente Blutdruckeinstellung auf niedrige Werte entscheidend. Eine Nephropathie lässt sich dadurch oft aufhalten und das Nierenversagen verhindern.

Symptome: Die Nephropathie verläuft jahrelang ohne Beschwerden. Eine Früherkennung ist nur möglich, wenn der Urin regelmäßig auf Albumin untersucht und verschiedene Risikofaktoren überprüft werden. Die Symptome einer fortgeschrittenen Nierenschädigung treten erst nach einigen Jahren auf. Dazu gehören Juckreiz, milchkaffeefarbene Haut, Leistungsschwäche, Kopfschmerzen, Blutarmut (Anämie) und vermehrte Wassereinlagerung – vor allem Beinödeme – und Gewichtszunahme.

Therapie: Ob eine diabetische Nierenerkrankung entsteht, hängt von der individuellen Stoffwechsellage und von noch unbekannten Risikofaktoren ab. Je länger die Blutzuckerwerte schlecht eingestellt sind, desto höher ist das Risiko für die Entwicklung einer Nephropathie. Die Blutzuckerwerte beeinflussen auch den weiteren Krankheitsverlauf. Wird die Nephropathie rechtzeitig erkannt und der Diabetes daraufhin optimal eingestellt, lässt sich das Fortschreiten der Nierenerkrankung verhindern oder zumindest verlangsamen. Wichtig ist auch die frühzeitige Behandlung des Bluthochdrucks.

Naturheilkunde

Ein gutes Gespräch ist schon der halbe Erfolg!
Die medizinische Welt ist interessanter, aber auch komplizierter geworden. Dabei ist auch im naturheilkundlichen Bereich eine Vielfalt an medizinischen Verfahren zu finden. Diese Mannigfaltigkeit der Methodik führt aber oft beim Patienten zu einer gewissen Unzufriedenheit. Je kritischer und je älter die Patienten sind, desto wichtiger wird die „sprechende Medizin", die Bereitschaft, unabhängig von teuren Apparaten auf die Probleme des Patienten einzugehen und ihn über mögliche Maßnahmen zu informieren. Gerade bei chronisch Kranken (und hier besonders bei Nierenerkrankten) gilt, wer besser informiert ist, kommt mit seinen Beschwerden eher zurecht.

Um den Körper von Schlacken zu entlasten bedarf es genügend Flüssigkeit. 1½ Liter stilles Wasser und einen Liter ungesüßten Kräutertee täglich. **Kräutermischungen wie Zinnkraut, Brennnessel und Fenchel** reinigen den Darm und regen die Nierentätigkeit an.

Tipp: Junge **Brennnesselblätter** (enthalten Eisen, Magnesium, Silizium, Natrium, Kalzium), einen ungeschälten Apfel, eine Karotte und ½ Liter handwarmes Wasser, sowie einen Löffel Honig: alles zusammen pürieren bis eine sämige Konsistenz entsteht und langsam über den Tag verteilt einnehmen bis 16.00 Uhr.

Ernährung
Die Nahrung muss ausreichend sein. Flüssigkeitsbeschränkung oder gar Dursten ist gefährlich, da die Ausscheidung harnpflichtiger Substanzen nur in größeren Urinmengen möglich ist. Viel trinken, vorzugsweise natriumarmes stilles Wasser und Tees! Die Kalium- und Natrium-Zufuhr muss bei einer Niereninsuffizienz reduziert werden. Kaliumreiche Speisen sind also einzuschränken: Dörrobst, Kirschen, Aprikosen, Bananen, ungekochtes Gemüse, Pilze, Nüsse, Schokolade und Kakao. Oftmals wird eine eiweißarme Diät empfohlen, z. B. die so genannte Kartoffel-Ei-Diät. Der Erfolg hängt auch weitgehend

von der Grunderkrankung ab, und da sie eisenarm ist, müssen außer Vitaminen auch Eisenpräparate (Schüßler Salz Nr. 3 ferrum phosphoricum) verabreicht werden. Auch die Zufuhr von Phosphat und Purinen kann die insuffiziente Niere nicht mehr ausgleichen. In der Praxis bedeutet das, je weiter fortgeschritten die Niereninsuffizienz ist, umso intensiver wird die Ernährungsumstellung. Dadurch kann die Dialyse häufig weiter hinausgezögert werden.

Weglassen
Eiweiß: alle Fleischsorten, Geflügel, Wurstwaren, Eier, Fisch, Milchprodukte.
Phosphat: vielen Getränken und Lebensmitteln (Fertiggerichte) wird Phosphat zugesetzt. Schmelzkäse, Kochkäse, Milchpulver, Milchprodukte (Sahne in der Verdünnung 1:3 ist erlaubt), Kondensmilch, Nüsse.
Purine:
- sehr hoher Gehalt von Purinen findet man in: Sardellen, Fleischbrühe, Innereien, getrocknete Hülsenfrüchte, Gans, Heringe, Makrelen, Fleischextrakte, Miesmuscheln, Rebhuhn, Rogen, Sardinen, Tomaten, Kammmuscheln, Garnelen, Hefe, Hefeextrakte.
- hoher Gehalt: Fleisch, Fisch, Geflügel soweit oben nicht bereits angegeben.
- gemäßigt hoher Gehalt: Spargel, Blumenkohl, Hülsenfrüchte, Pilze, Hafermehl, Sojabohnenöl, Spinat.

Folgende **E-Nummern** bezeichnen Phosphatzusätze:
E 338, E 339, E 340, E 341, E 450 a/b/c, E 540, E 543, E 544.

Physikalische Maßnahmen
Bei oftmals auftretendem, quälendem Juckreiz und besonders trockener Haut kann durch Verordnung hautpflegender Ölbäder oder mit Molkebädern eine wesentliche Besserung erzielt werden.

Jeden 2. Tag ein Vollbad, Badetemperatur 37 °C, 10 bis 15 Minuten.

Umschläge, Auflagen, Bäder:
- Heublumensack im strömenden Wasserdampf erhitzen, in ein Tuch einschlagen, mit einem Wolltuch befestigen, dass er dem Körper fest anliegt. Die Temperatur sollte ca. 42 Grad betragen. Der Heublumensack bleibt etwa 1 Stunde liegen. Es darf kein Kältegefühl entstehen!
- Leinsamensäckchen heiß auflegen.
- Zinnkraut (Ackerschachtelhalm): Sitzbäder bei Entzündungen der ableitenden Harnwege.

> **Zinnkraut-Sitzbäder**: 100 g Kräuter auf einem halben Eimer pro Bad, über Nacht kalt wässern, morgens den angewärmten Absud ins Badewasser, 20 min. Badedauer. Das Badewasser muss über die Nieren reichen. Wieder angewärmt, kann das Badewasser noch zweimal verwendet werden. Das Badewasser zurück auf die Kräuter gießen, sodass man von einem Sitzbad 3 Bäder nehmen kann.

Phytotherapeutika / Tees

Viele Firmen bieten fertige Teemischungen, Dragees und Tropfen an. Überdosierungen sind zu vermeiden! Auf die Tees als solche sollte kein Heilpraktiker bei seinen Therapien verzichten, nur so bleibt die Ursprünglichkeit unseres Berufsstandes erhalten!

Bärentraubenblätter (Uvae ursi folium): gelten als Entgiftungs- und Desinfektionsmittel der Niere, v. a. aber der Harnblase und der ableitenden Harnwege. Dass die Anwendung bakteriostatisch wirkt ist gegenüber 10 Keimarten nachgewiesen!
Achtung: heiß ausgezogen werden große Gerbstoffmengen freigesetzt die zu Magenunverträglichkeiten wie Übelkeit und Erbrechen führen können.

Dosierung: Einzeldosis: 3 g/Tasse 4x tägl., Tagesdosis 12 g. die Anwendung sollte nicht länger als eine Woche und nicht öfter als 5x jährlich erfolgen!

Nebenwirkungen (selten): Manchen bekommt der hohe Gerbstoffgehalt nicht. Es stellen sich dann Erbrechen, Übelkeit und Appetitlosigkeit ein. Dann als Alternative die Blätter der Mostbirne verwenden.

Kontraindikation: Schwangerschaft und Stillzeit.

Brenn-Nesseln (Urtica herba, Urtica folium): sie regen die Diurese an und enthalten viel Mineralsalze (Kalium, Calcium, Kieselsäure). Gekochte Brenn-Nesseln verlieren sofort ihre Schärfe. Sie gelten in der Anwendung als Prophylaxe und Therapie von Nierengrieß.

Dosierung: meist als Einzelteedroge, Tagesdosis 8–10 g. Die einfachste Form der Zubereitung: 2 Teelöffel des getrockneten Krautes mit siedendem Wasser übergießen, 5 min ziehen lassen, abseihen, fertig. Morgens und abends eine Tasse.

Birkenblätter (Betula folium): zur Durchspültherapie der Harnwege bei bakteriellen und entzündlichen Erkrankungen, die mit Krämpfen einhergehen. Sie wirken entwässernd. Auch bei Gicht, Ödemen, Nierengrieß, Hautkrankheiten und zur Stoffwechselanregung. Keine Kontraindikation, Nebenwirkung oder Wechselwirkung bekannt. Bei Ödemen infolge eingeschränkter Herz- oder Nierentätigkeit sollte **keine** Durchspülungstherapie durchgeführt werden!

Dosierung: Tagesdosis 2–3 g, für reichlich Flüssigkeitszufuhr ist zu sorgen!

Goldrute (Solidago virgaurea herba): zur Durchspülung bei entzündlichen Erkrankungen der ableitenden Harnwege, bei Harnsteinen und Nierengrieß. Zur vorbeugenden Behandlung bei Harnsteinen und Nierengrieß. Verboten bei Ödemen infolge eingeschränkter Herz- und Nierentätigkeit. Als Hausmittel wird die Goldrute auch bei Wassersucht, Bettnässen, Rheuma, Gicht und gegen verschiedene Hautleiden eingesetzt. Es sind keine Nebenwirkungen oder Wechselwirkungen bekannt.

Dosierung: 3 – 5 g Droge auf 150 ml Wasser als Teeaufguss 3 – 4× tägl. Verwendung frischer Blüten bei Nephritis, Prostatahyperplasie und Gicht.

Kreuzblume: wird leider wenig genutzt. Sie hat eine diuretische Wirkung und kommt noch in den so genannten Blutreinigungstees vor.

Labkraut: in der Volksmedizin, wenn Niere und Harnblase infolge Erkältung schmerzen und brennen. *Kräuterpfarrer Künzle* lobte das Labkraut als ausgezeichnetes Mittel gegen Nierenleiden aller Art.

Quecke (Graminis rhizoma, Agropyri repentis rhizoma): zur Erhöhung der Harnmenge bei Katarrhen der ableitenden Harnwege, das ätherische Öl wirkt antimikrobiell. Bei chronischen und akuten Harnblasen- und Niereninfektionen hilft ein Tee aus Queckenwurzel und Bärentraubenblättern, der zu gleichen Teilen gemischt wird. Oft kann diese Mischung eine Antibiotika – Therapie vermeiden!

Schachtelhalm, Ackerschachtelhalm (Zinnkraut): fördert die Diurese ohne den Elektrolythaushalt zu beeinflussen, dadurch eignet er sich zur Durchspültherapie von Katarrhen der Niere und der ableitenden Harnwege.

Nierenteesud:
Je 20 g Ackerschachtelhalm, Goldrute, Attichwurzel (Zwergholunder), Queckenwurzel und Spierstaude. Alles 20 min mit ½ Liter Wasser abkochen. Von diesem Sud einen Teelöffel voll dem „normalem" Tee beigefügt, regt die Nierenfunktion und den Stoffwechsel an. Wirkt auch sehr gut bei rheumatischen Erkrankungen.

Biochemie nach Dr. Schüßler

Einer, dem schon vor mehr als 100 Jahren aufgefallen war, dass *„die Grundursache aller Lebensvorgänge, sowie die Ursache der Veränderungen von Organen und Geweben in der Erregbarkeit der Zelle zu suchen ist und dass somit die Entstehung und das Wesen einer Krankheit im wesentlichen auf die Tätigkeit der Zellen zurückzuführen"* sei, war der deutsche Arzt Wilhelm Heinrich Schüßler (1821 – 1898). Die Erkenntnis, dass eine *„normale Tätigkeit der Zelle von einem bestimmten Gehalt an anorganischen Salzen"* abhängig ist, war für Schüßler die Basis für die Entwicklung seiner Biochemie. Die emotionale Verbindung des Funktionskreises der Niere entsprechen sämtlichen Schockerlebnissen, Furcht und Angst. Bei Schockzuständen ist es wichtig sofort den Elektrolytenhaushalt und die Flüssigkeitszufuhr zu stabilisieren. Körpersalze, bzw. die Geschmacksrichtung „salzig" wirken hier in der Tiefe. Deswegen hilft die Gabe der homöopathischen Schüßlersalze in Akutfällen unmittelbar!

Zur Behandlung von chronischen Erkrankungen können Erwachsene bis zu 6 Pastillen eines Mineralstoffes lutschten. Kinder bis sechs Jahre lutschen 1 – 2 Pastillen und Kinder von 6 bis 12 Jahren 3 – 4 Pastillen täglich. Zur Akutbehandlung können 2 – 3 Mineralstoffe, in 1/4 Tasse gut trinkwarmen Wassers aufgelöst und eingenommen werden. Die Nr. 7 (Magnesium phosphoricum) wird immer im heißen Wasser aufgelöst („heiße Sieben").

Zur Unterstützung bei einigen Nierenerkrankungen sind folgende Salze sinnvoll:

Reizblase	Ferrum phosphoricum Nr.3 Magnesium phosphoricum Nr.7 Natrium phosphoricum Nr.9
Blasenschwäche	Kalium phosphoricum Nr.5 Natrium phosphoricum Nr.7 Natrium sulfuricum Nr.10
Blasenentzündung, akut	Ferrum phosphoricum Nr.3 Kalium chloratum Nr.4 Natrium chloratum Nr.8 Natrium phosphoricum Nr.7 Natrium sulfuricum Nr.10
Blasenentzündung, chronisch	Kalium sulfuricum Nr.6 Silicea Nr.11 Calcium sulfuricum Nr.12
Harninkontinenz	Calcium fluoratum Nr.1 Magnesium phosphoricum Nr.7
Harnverhalten bei Kindern	Calcium phosphoricum Nr.2
Harnverhalten, krampfhaft	Calcium phosphoricum Nr.2 Kalium phosphoricum Nr.5 Magnesium phosphoricum Nr.7 Natrium sulfuricum Nr.10
Pyelonephritis, akut	Ferrum phosphoricum Nr.3 Natrium phosphoricum Nr.7 Natrium sulfuricum Nr.10
Pyelonephritis, chronisch	Kalium sulfuricum Nr.6 Natrium phosphoricum Nr.9 Silicea Nr.11

Homöopathie

Ambra D6 bis D30 (Potenz)	Brennende und juckende Beschwerden der Harnorgane, trüber Urin. Enuresis. Ängstlichkeit, Schüchternheit und Menschenscheu mit leichtem Erröten. Haftet an Unangenehmes an mit mangelndem Lebensmut und Weinerlichkeit. Böse Folgen unglücklicher Liebe. Nervosität.
Apis D12 bis D30	Blasenschwäche; Entzündungen der Harnorgane mit brennenden und stechenden Schmerzen. Extreme Gefühlsverwirrung mit Denkblockade. Erotische Manie wechselt mit totaler Gleichgültigkeit. Weinerlichkeit und Selbstmitleid. Böse Folgen unglücklicher Liebe. Eifersucht. Furcht, Wut, Kummer und Sorgen plagen die Seele.
Argentum nitricum D12 bis D30	Splitterartige, schrecklich schneidende Schmerzen in den entzündeten Harnwegen; Inkontinenz; Prostataadenom. Sexuelle Schwäche bei furchtsamen und nervösen Menschen. Macht alles in Hektik. Phobien mit irrationalen Handlungsmustern. Lampenfieber.
Cantharis D6 bis D30	Unerträglicher Harndrang und extremer Schmerz. Heftige Entzündungen der Harnorgane. Ängstliche Ruhelosigkeit, oft mit extremer Wut. Akuter manischer Anfall; wildes sexuelles Verlangen. „Ruft eine heftige Störung im Animalbereich hervor, indem es die Harn- und Sexualorgane besonders angreift, ihre Funktion pervertiert, heftige Entzündungen und wildes Delirium verursacht, welches Tollwutsymptome vortäuscht" (Boericke).

Conium D6 bis D30	Inkontinenz, Blasenlähmung, Kanzerose. Altersmittel. Böse Folgen sexueller Enthaltsamkeit und eines moralischen Lebenswandels. Endogene und reaktive Depression, z.B. nach Tod des Lebenspartners. Einsamkeit und Fatalismus.
Digitalis D6 bis D30	Entzündungen der Harnorgane. Harndrang mit scharfen, schneidenden, brennenden oder pulsierenden Schmerzen; „als ob ein Strohhalm hin- und hergezogen würde" (Boericke). Angstvolle Niedergeschlagenheit wegen der Zukunft. Nervöse Gefühle im Solarplexus.
Gelsemium D6 bis D12	Blasenschwäche mit reichlich klarem Urin; Frösteln und Zittern beim Harnlassen. Verhaltung. Böse Folgen von Schreck, Furcht, aufregenden Neuigkeiten. Lampenfieber. Mattigkeit und Apathie.
Lycopodium D12 bis D30	Harnverhaltung; Polyurie nachts: Rückenschmerzen beim Wasserlassen; Weinen beim Harnlassen; sexuelle Schwäche. Melancholischer, ärgerlicher Typ, mit Angst vor Einsamkeit. Mal eigenwillig und hochmütig, dann wieder verzagt und ohne Selbstvertrauen. Fürchtet Zusammenbruch; Sorgenvoll.
Natrium muriaticum D12 bis D30	„Psychoblase"; mal kann man Urin nicht halten, dann muss man wieder ewig warten, besonders in Gegenwart anderer. Böse Folgen von Kummer, Furcht, Ärger. Depression; will nicht getröstet werden; reizbar, will allein sein. Enuresis, z.B. nach Scheidung der Eltern.

Pulsatilla D6 bis D30	Harndrang, vor allem im Liegen; Entzündung mit Brennen; Enuresis; Blasenschwäche bei Bauchpresse. Spastik nach Harnlassen. Weinerlicher, furchtsamer, unentschlossener Typ. Angstkomplex. Will viel Sympathie und Zuwendung. Fürchtet anderes Geschlecht. Extreme Stimmungsschwankungen. Libido-Störungen, speziell in der Pubertät.
Staphisagria D12 bis D30	Entzündungen der Harnorgane mit Brennen. Drang und Schmerz nach Wasserlassen. Steinleiden. Erfolgloser Drang. Nervöse Blase bei Frischvermählten. „Gefühl, als ob ein Urintropfen ständig die Harnröhre herunterliefe" (Boericke). Prostataadenom. Entzündung nach Koitus. Böse Folgen von Ärger und Beleidigungen, besonders in Partnerschaften. Heftige Wutausbrüche. Empfindlichkeit gegenüber der Meinung anderer. Gedanken drehen sich um Sexualität.

Autogenes Training (AT)

hilft den Patienten Schmerzsensationen zu beeinflussen und diese zu minimieren. Durch die Entspannung, die der Patient durch das autogene Training erfährt, kann er besser seine Problematik handhaben und Ängste reduzieren.

„Autos" stammt aus dem Griechischen und bedeutet Selbst, „*genos*" bedeutet Entstehung, also **„aus dem Selbst entstehendes Training"**. AT ist eine Methode der Tiefenselbstentspannung durch Konzentration, welche vom *Berliner Psychiater J. H. Schultz* entwickelt wurde. Grundlage hierfür war seine Entdeckung, dass die meisten Menschen in der Lage sind, einen Zustand tiefer Entspannung allein mit Hilfe ihrer Vorstellungskraft zu erreichen. So lässt sich beispielsweise bei Personen, die sich intensiv

Wärme in ihren Armen vorstellen, tatsächlich eine Zunahme der Oberflächentemperatur messen, die auf eine Zunahme der Durchblutung zurückgeführt wird. Beim AT werden im Körper vorhandene Reflexe trainiert und zwar selbst motiviert und selbst gesteuert ohne fremde Beeinflussung. Physiologisch betrachtet ist das AT die willentliche Beeinflussung des vegetativen Nervensystems. Das vegetative oder autonome Nervensystem steuert die unwillkürlichen Körperfunktionen der Organe wie Herz, Lungen, Magen, Speicheldrüse, Leber, Niere, Darm, Harnblase, Geschlechtsorgane und alle Blutbahnen des Körpers. Es gliedert sich funktionell und anatomisch in Sympathikus und Parasympathikus. Die meisten Organe werden von beiden Systemen angeregt. Diese wirken antagonistisch (in der Wirkung entgegengesetzt) und ermöglichen dadurch eine äußerst feine Steuerung der Organe. Der Sympathikus versetzt den Körper in hohe Leistungsbereitschaft, z. B. wird in einer bedrohlichen Situation das Herz und Kreislaufsystem aktiviert und die Arbeitsfähigkeit erhöht. Der Körper spannt sich an und es wird eine Verstärkung des Blutzuflusses zu den Muskeln, zum Herz und zum Gehirn (Förderung der Denkprozesse) erzielt. Die für die Handlung „überflüssigen" Funktionen wie die Verdauung werden eingestellt oder teilweise reduziert. Dazu verwendet er den Transmitter Noradrenalin. Der Parasympathikus dämpft den Herzschlag, setzt die Kreislaufleistung herab, wirkt auf die Blutgefäße erweiternd und fördert die Verdauung, indem er die Drüsensekretion und die Muskeltätigkeit des Magens und Darmes (Peristaltik) vermehrt. Die Peristaltik lässt sich als Glucksen und Rumoren wahrnehmen. Der Parasympathikus sorgt für Ruhe, Erholung und Schonung. Er verwendet dazu Acetylcholin.

Beim AT wird zuerst mittels der Entspannungsübungen (Schwere, Wärme) die Muskelspannung reduziert und die Blutgefäße erweitert, wodurch die vegetative Gesamtumschaltung erreicht wird. Dann erfolgen zwei Harmonisierungsübungen (Herz, Atem) und zwei Aktivierungsübungen (Sonnengeflecht, Kopf), wodurch die Herztätigkeit, die Atmung und Funktion der Bauchorgane reguliert und der Tonus der Blutgefäße im Kopf normalisiert werden. Dadurch wird eine ganzheitliche Entspannung des vegetativen Nervensystems erzielt. Die Entspannung selbst breitet sich auf den gesamten Körper, den Geist und die Seele aus (Generalisierung). Die Rücknahme, ein künstliches „Aufwachen" mit einem der Aktivierung der Nervenenden dienenden Strecken, schließt die Übungen ab. Diese so genannte Unterstufe des AT dient vor allem der Entspannung. Da man in dem durch das AT hervorgerufenen Zustand eingeschränkten Bewusstseins besonders empfänglich für suggestive Selbstbeeinflussung ist, kann es durch geeignete formelhafte Vorstellungen erweitert werden, um sich z.B. das Rauchen abzugewöhnen, Alltagsthemen besser zu bewältigen oder Schmerzen zu reduzieren.

Psychosomatik

„Willst du den Körper heilen, musst du zuerst die Seele heilen."
Platon

Das Wort „Psychosomatik" ist zusammengesetzt aus den zwei griechischen Worten „psyche" (Seele) und „soma" (Körper) und bezeichnet das Wechselspiel zwischen körperlichen und seelischen Vorgängen. Eine psychosomatische Reaktionsweise ist durchaus eine gesunde Form des Erlebens, denn jedes Gefühl führt zu körperlichen Reaktionen und jede körperliche Reaktion löst bestimmte Gefühle aus.
Mit den Bezeichnungen „psychosomatische Krankheiten" und **„Psychosomatosen"** ist dagegen eine pathologische Form von Körper-Seele-Beziehung gemeint, nämlich das Zusammenwirken körperlicher und psychischer Faktoren für Entstehung und Verlauf von Krankheiten. Psychosomatik bedeutet nicht, den körperlichen Faktoren weniger, sondern den seelischen Faktoren mehr Bedeutung zu geben!

Die Auffassung der **Psychomedizin** unterscheidet sich mit der Schulmedizin dadurch, dass es nicht das Wichtigste ist *wo* im Körper sich die Krankheit *äußert*, sondern wo ihre *einzige und wahre Ursache* zu suchen ist. Hier kann die **Hypnotherapie oder Hypnose** sehr gute Erfolge erzielen und Aufschlüsse über die ursächliche Problematik bringen.

Nieren = Gleichgewicht / Partnerschaft /
Störungen in zwischenmenschlichen Beziehungen
Die Nieren symbolisieren die Notwendigkeit, Verbrauchtes abzugeben und sich von nicht mehr Notwendigen trennen.

Etwas geht an die Nieren – Probleme im Bereich Partnerschaft?

Die Niere ist ein hoch spezialisiertes Filtersystem für unsere Ausscheidung von angesammelten Giftstoffen. Schon aus ihrer

anatomischen Form heraus zeigt sie, dass sich hier Prozesse ver-
dichten, durch schmale Gänge gepresst und filtriert werden. Der
„Aus-scheidungs-fluss" wird hier zum „Ent-scheidungs-fluss" und
Reinigungsprozess und durch die vielen Kanälchen und Gänge
werden wie im Gestein, das Wasser gereinigt und neu „aufpo-
tenziert" zurück in den Kreislauf gebracht oder ausgeschieden.
Mit welcher Dynamik dies geschieht, hängt von unserem genetischen, energetischen und seelischen Naturell ab. Flüssigkeiten
werden in der Niere zu „Los-Lösungen" verwandelt. Wenn die
Niere sich durch Symptome der Krankheit bemerkbar macht, zeigt
sich die Transformation der Reinigung und des Wasserhaushaltes
als nicht leichter Prozess. Zur Transformation braucht es immer
zwei. Genau wie in einer Partnerschaft, die auf den Austausch der
Informationen angewiesen ist, verhalten sich der Nieren- und der
Blasenfunktionskreis. Gerät die gegenseitige Kommunikation ins
Stocken werden sich verschiedene körperliche wie auch seelische
Beschwerden bemerkbar machen.

Nierenprobleme treten immer im Zusammenhang mit Partner-
konflikten auf. Aber nicht der sexuelle Bereich ist hier gemeint
(sonst wären Prostata oder Gebärmutter betroffen), sondern
sämtliche engeren Kontaktpersonen werden mit dem Thema
Partnerschaft in Verbindung gebracht (auch enge kollegiale Bin-
dung, beste/r Freund/in, Verwandtschaft, etc.).
Es gibt im Körper „singuläre" Organe (z. B. Herz, Leber, Milz, etc.)
und paarige Organe (z. B. Lunge, Eierstöcke). Die Nieren gehö-
ren zu den paarigen Organen. Alle paarigen Organe haben einen
Bezug zum Thema Kontakt und Partnerschaft.
Die Lungen setzt man mit „unverbindlichen Kontaktbereich" in
Bezug (Freundschaft).
Die Hoden und Eierstöcke (Geschlechtsorgane) bezeichnen die
Sexualität.
Die Nieren entsprechen der Partnerschaft im Sinne einer engen
Begegnung.

Gefühle bilden die seelische Brücke zwischen „ICH" und „DU". Die spirituelle Nierenfunktion besteht in der Verarbeitung der sinnlichen Eindrücke, die das „DU" in uns hinterlässt. Je nach dem, wie gut dies funktioniert, empfinden wir unser Seelenleben als harmonisch oder disharmonisch. Die Nieren sind unser „Gefühlsorgan" und als solches sind sie ein Spiegel unserer Beziehungs- und Liebesfähigkeit.

Wie stark der Bezug zum Thema Partnerschaft und Kommunikation ist, lässt sich gut an bestimmten Lebensgewohnheiten erkennen. Immer wenn Menschen zusammenkommen um miteinander in „Kontakt" zu treten, spielt das Trinken eine große Rolle. Kein Wunder, da ja das „Trinken" unser Kontaktorgan Niere anregt! Der Kontakt wird meist noch enger, sobald man mit einem Glas Wein oder einem „Bierchen" gemeinsam anstößt. So kann man über das „Anstoßen" Kontakte knüpfen, ohne „anstößig" zu wirken. Man kommt vom „Sie" schnell zu „Du" („Brüderschaft trinken" mit umkreuzten Armen!). Kontaktherstellung mit dem gemeinsamen „Was trinken zu gehen" gehört heute ja schon zum guten Ton. Manche müssen sich auch „Mut antrinken" (z. B. Disco, Bar, Club) um den/die angebeteten Traumpartner/in ansprechen zu können. Wenn jemand dann im Kreise nicht mittrinken mag, stößt er oft auf Ablehnung – signalisiert er doch unbewusst/bewusst, dass er sein „Kontaktorgan" nicht anregen und somit lieber auf Distanz bleiben will.
Bei solchen Gelegenheiten werden eindeutig meist auch Alkohol oder Kaffee („lass uns auf einen Kaffee treffen") bevorzugt – regen sie doch stark die Diurese (Harnausscheidung) an! Die Niere ist angeregt, gefordert, in Aktion („in Kontakt getreten").
Im engen Bezug hierzu steht auch die Lunge – das Rauchen!! Das Rauchen stimuliert die Lunge „das unverbindliche Kontaktorgan". In Gesellschaft wird meist wesentlich mehr gequalmt, als wenn man allein vor dem Fernseher sitzt.
Bei viel „Trinken" und Rauchen signalisiert man hiermit deutlich, dass man Kontaktbereit ist.

Achtung: Gefahr der Ersatzbefriedigung!

Trinken ist also ein Ausdruck des Wunsches nach Kontakt und auch gleichzeitig eine Ersatzbefriedigung, bei der es mitunter bleiben kann, wenn der Kontaktwunsch nicht befriedigt wird.

Belastungen der Nieren geben somit auch einen **Hinweis auf Traurigkeit**!

Das umfassendste Naturgesetz scheint das Gesetz Logik zu sein. Realitätsaspekte, die wir als unlogisch betrachteten wurden für uns immer logischer, je besser wir die realitätsbedingenden Faktoren verstanden. Verstanden wir die realitätsbedingenden Faktoren sehr gut, so war für uns in einem Vorgang keine „Unlogik" mehr zu finden. Wir können also davon ausgehen, dass wir bei „Unlogikempfindungen" nur die Faktoren nicht kennen, die zu der „unlogisch" interpretierten Situation geführt haben. Logos, aus dem sich das Wort „Logik" entwickelte wurde mit dem Begriff „Wort" oder dem „Weg" übersetzt. Scheinbar kann sich kein Vorgang dem Gesetz der Logik und seinem einzigen „Weg" entziehen. Jeder Realitätsablauf wird der Logik „gerecht". Und damit sind wir beim Wort „Gerechtigkeit". Wenn die Realität nach dem Gesetz der Logik abläuft, so gibt es genauso wenig etwas „unlogisches", wie es etwas „ungerechtes" gibt. Und so können wir das Wort Gerechtigkeit definieren: Gerechtigkeit ist ein Zustand und seine Veränderung auf der Basis des Gesetzes LOGIK. Und diese Gerechtigkeitsinterpretation erlaubt keine Ungerechtigkeit. Unsere Erziehung beinhaltet diese völlig andere Gerechtigkeitsinterpretation: Gerechtigkeit ist ein Zustand und seine Veränderung entsprechend unserer Fairness- und Gleichheitserwartungen. Je nach der Charakteristik der uns anerzogenen Fairness- und Gleichheitsideale werden wir gezwungen sein, immer mehr für die Gerechtigkeit oder besser gesagt „gegen" die interpretierte „Ungerechtigkeit" in der interpretierten Realität kämpfen. Natürlich gibt es auch in diesem Kampf nur einen Verlierer. Und die Realität hat bestimmt nichts zu verlieren.

Nur der, der sich als Verteidiger der Gerechtigkeit fühlt, jedoch eigentlich sehr gewaltvoll ist, indem er versucht, die Umwelt zu zwingen sich seinen „gerechten" Regeln zu beugen, verliert seine optimale Nierenfunktion!

„Prüfung auf Herz und Nieren"

Dieser „Volksspruch" trifft bei schicksalhaften Erfahrungen zu, die man immer als bedrohlich empfindet. Was das Herz „wahrnimmt", muss die Niere verarbeiten. Gelingt dies nicht, wird man vom Fremden überwältigt. Die Seele entzündet sich regelrecht am Feuer des Fremden. Dabei kann es sich um eine kleine Flamme handeln, die nur eine vorübergehende Launenhaftigkeit bedeutet. Es kann sich aber auch ein unbeherrschbarer Flächenbrand entwickeln. Früher nannte man diesen Zustand Besessenheit. Somit wird verständlich, warum unterdrückte Gefühle, vor allem Angstzustände, irgendwann zu Nierenleiden führen und man umgekehrt, emotionale Störungen auch mit Nierenmitteln behandeln sollte (siehe Tabelle Homöopathie unter Naturheilkunde).

TCM (Traditionelle Chinesische Medizin)

Niere/Wasser

Der Nieren-Typ ist vom Element dem Wasser zugedacht, d. h. er besitzt sowohl weiche als auch hartnäckige Seiten. Er ist bodenständig, scheut jedes Aufsehen und möchte lieber die Fäden im Hintergrund ziehen. Er wird eher Bibliothekar als Leistungssportler. Seine Erscheinung ist ruhig und unaufdringlich, aber er ist ein guter Beobachter und verfügt über ein ausgezeichnetes Gedächtnis. Störungen liegen besonders im Knochenapparat (Rheuma) und im systemischen Stoffwechselgeschehen (Diabetes, Multiple Sklerose). Es handelt sich nach chinesischem Verständnis um innen liegende Erkrankungen. Seine Hartnäckigkeit kann rigide Züge annehmen, und da er normalerweise vieles bedenken mag und bedenken muss, erkennt man oft einen ängstlichen Wesenszug. Seine Farbe ist tiefgrün oder tiefblau, wie die Meerestiefe. Chinesische Sinnbilder sind der Berater (der Weise) und der (vorsichtige) Tiger.

Die Chinesen ordnen den Nierenfunktionskreislauf dem Element Wasser zu. Es ist das vorgeburtliches Chi, oder die Grundenergie, die wir von unseren Eltern und deren emotionalen Verbindung zu einander in uns tragen. Die Energie der Mutter in der Niere und die Energie des Vaters in der Blase vereinen sich in der Ausscheidungsfähigkeit und der Qualität des Harns.

Unsere Körperzellen bestehen aus 70–80% Wasser. Das Zellwasser ist der Leiter für verschiedene Ionen. Kochsalzmoleküle sind Kristalline, welche im Wasser zu Natrium ($Na+$) und Chlorid (Cl) gelöst werden.

Lymphatiker haben eher ein träges und langsam laufendes „Wasserreinigungssystem". Yin Energie Bewegungsnaturelle zeichnen sich schon durch ihren Drang zur Bewegung und damit verbundenen regeren oder gar verkrampfteren Stoffwechsel aus. Trotz Bewegung vermehrtes Ausscheiden von Säuren.

Flüssigkeiten werden in der Niere zu „Los-Lösungen" verwandelt. Wenn die Niere sich durch Symptome der Krankheit bemerkbar macht, zeigt sich die Transformation der Reinigung und des Wasserhaushaltes als nicht leichter Prozess. Zur Transformation braucht es immer zwei. Genau wie in einer Partnerschaft, die auf den Austausch der Informationen angewiesen ist, verhalten sich der Nieren und der Blasenfunktionskreis. Gerät die gegenseitige Kommunikation ins Stocken werden sich verschiedene körperliche wie auch seelische Beschwerden bemerkbar machen.

Die Niere gehört zum kältesten Yin im Funktionskreis und ist als Gegenpol zum Solarplexus zu sehen.

Furcht, Angst und Schrecken beeinflussen die Nierenenergie. Bei Schock, sei er physischer oder psychischen Ursprungs, wird die Nierengegend augenblicklich kalt und die Ausscheidung heruntergebremst. Erst wenn der Schock vorbei ist können wir wieder Harn lassen.

Nierengrieß

Er symbolisiert auf der körperlichen Ebene den „Sand im Getriebe" der Partnerschaft. Er ist die Vorstufe von Nierensteinen.

Nierensteine

= Erstarrung und Verfestigung ungelöster Partnerschaftsprobleme
Dem Patienten fehlt oft die Harmonie im partnerschaftlichen Bereich.

Die Steine entstehen durch Anhäufung von Kristallisationen aus dem im Harnstoff befindlichen Substanzen (Anhäufung von Themen, die längst hätten losgelassen werden müssen). Wenn der Mensch zu wenig trinkt, ist die Stoffkonzentration im Blut erhöht und die Löslichkeit der Substanzen ist herabgesetzt (das harmonische Gleichgewicht fehlt). Somit kommt es zu einer Steinbildung (ungelöste, verhärtete Probleme), die den „Fluss (des Lebens)" unterbricht und eine Kolik ist im Anmarsch. Der Körper versucht, den blockierenden Stein durch Peristaltik des Harnleiters weiterzubewegen, wobei wehenartige Schmerzen eintreten. Natürlich ist es schmerzhaft, wenn wir angestaute Probleme (Steine) mit einem Male lösen wollen!

Reicht die körpereigene Kraft und Peristaltik nicht aus, wird der Patient sogar vom Arzt angehalten, zu hüpfen („Sprünge zu machen" – den Sprung aus dem Alten ins Neue wagen) damit der Stein durch diese Bewegung weiterbewegt werden kann. Die zusätzliche Therapie beinhaltet meist dann auch:

• Entspannung (der krampfenden Gefäße – Ausdruck von „sich öffnen" „weiter werden")
• Wärme (Ausdruck von Zuneigung und Liebe)
• reichliches Trinken (bringt alles wieder in Bewegung; zum fließen)

Wenn also reichlich getrunken wird, ist die Gefahr der Steinbildung sehr gering. Seelisch gesehen heißt dies, wenn der Kontakt gepflegt wird, verringert sich entsprechend die Gefahr des Partnerkonfliktes.

Statistisch gesehen haben Männer 4x häufiger Nierensteine als Frauen, da die Verwirklichung von Harmonie für den Mann vom Prinzip her schwieriger ist als für die Frau. Diese jedoch neigt eher zu Gallensteinen, weil sie das Prinzip der Aggression schwerer verwirklichen kann.

Lösungsvorschlag: sich die „erstarrten" Probleme bewusst machen, die die Entwicklung blockieren. Sich der Themen bewusst werden, die man nicht lösen konnte und die nun wie Steine an der Beziehung hängen. Sich im Strom des Lebens vorwärts orientieren (mit dem Strom), in Bewegung kommen, bereitwillig an der Beziehung arbeiten. Daran denken, dass zwei unterschiedlich Menschen etwas ganz Neues und Einzigartiges hervorbringen können, wenn sie sich wirklich zusammen tun.

Carl-Gustav Jung, der Vater der analytischen Psychologie, sagte zu diesem Thema einmal: **„Das Zusammentreffen zweier Persönlichkeiten ist wie eine Mischung zweier verschiedener chemischer Körper. Sobald eine Verbindung eintritt, sind beide gewandelt."**

Gicht

= zuviel Aggression, aufgestaute Wut und „sauer sein"

Zuviel saure, aggressive Energie (Harnsäure). Der Betroffene hält die Wut in sich, anstatt sie in Kraft umzuwandeln. Im engeren Umfeld sind schmerzhafte Konflikte, die sich in Starre befinden und keine Bewegung zulassen (Schmerz am Großzehengrundgelenk). Der Ärger und die Wut werden nicht verarbeitet, sondern nur angestaut. Da es jedoch nicht zum Ausbruch der aufgestauten Wut über Bearbeitung kommt, reagiert der Körper mit dem Gichtanfall.

Lösungsvorschlag: was einen geärgert hat, nicht einfach runterschlucken, sondern verdauen! Sich damit auseinandersetzten und auch mal überlegen, WARUM man sich überhaupt ärgert! Die aggressive Energie sinnvoll umwandeln in die Bereitschaft der Auseinandersetzung, auch mal Schlagfertig sein und sich mitteilen. Mit Mut die eigenen häuslichen Konflikte auch mal nach „außen" tragen, sich mitteilen, darüber reden und nicht zu Hause im stillen Kämmerlein sich den Frust mit Alkohol runterspülen.

Wanderniere / Senkniere (Ren mobilis)

= *unbestimmter Standort / unklare Bekenntnis*
sie ist eine körperliche Entsprechung der veränderlichen Einstellung des Trägers. Vielleicht kann der Erkrankte nicht zu seinem Partner stehen (schämt sich), fährt „zweigleisig" (Seitensprung, Verhältnis) oder er kann sich nicht entscheiden zu einer festen Bindung (Ehe, Zusammenziehen, Kinder).
Lösungsvorschlag: Sich entscheiden und zu seiner Entscheidung auch stehen.

Schrumpfniere (Nephrosklerose)

= *Unfähigkeit Partnerkonflikte zu lösen*
Der Betroffene steht meist unter partnerschaftlichen Druck (Bluthochdruck!). Die Verhärtung (Sklerosierung) der feinsten Nierengefäße führt zu dieser Hypertonie. Es liegt eine unharmonische Beziehung zugrunde. Der Betroffene kann die partnerschaftlichen Probleme oder den Partner nicht mehr akzeptieren. Irgendwann arbeitet die Niere dann gar nicht mehr und es bleibt nur noch die Dialyse als Symptomlösung. Dem Erkrankten bleibt nur noch die künstliche Niere als „perfekter Partner", der keine Probleme mehr machen kann. Nun kommt verstärkt die Lektion der Erkrankung zum Ausdruck: es bestand zu großer Freiheitsdrang und Wunsch nach Unabhängigkeit. Man konnte oder wollte sich mit dem lebenden „unperfekten" Partner nicht arrangieren / einigen / vereinigen. Man suchte nach dem „perfekten,, Partner. Nun,

mit der Schrumpfniere, besteht jedoch die totale Unfreiheit – die absolute Bindung an den „künstlichen" Partner, an die Kunstniere (Dialyse). Ohne diese totalitäre Verbindung ist kein Weiterleben mehr möglich. Von nun an ist man vereint und kann sich nie mehr von dem „künstlichen" Partner entfernen.

Lösungsvorschlag: die eigene Unvollkommenheit sowie die des Partners akzeptieren lernen. Sich den Druck in der zwischenmenschlichen Beziehung bewusst machen. Sich selber mehr erlauben und loslassen lernen. Auch um Hilfe bitten lernen.

Nierenbeckenentzündung (Pyelitis)

= dauerhafte ungelöste Partnerschaftsprobleme
Der Erkrankte kämpft und erhitzt sich in dauerhafter Harmonielosigkeit in seiner Partnerschaft. Er hat die Probleme nie direkt zur Sprache gebracht. Er wollte keinen Streit auslösen, der Harmonie wegen. Jedoch rumort es im Innern ja weiter. Entweder ist ein Steinleiden oder eine Entzündung der Harnblase eine der Ursachen (**siehe unter Nierenstein, Cystitis**).

Lösungsvorschlag: die zugrunde liegenden Partnerschaftsprobleme ansprechen und auf eine Lösung drängen um die Harmonie und das innere Gleichgewicht wieder zu finden. Auch mal die „Streitkultur" pflegen. Sich 1 x die Woche mit dem Partner zusammen setzen und zur Sprache bringen, was einen „nicht passt", damit sich nichts mehr aufstauen kann.

Nierenentzündung (Glomerulonephritis)

= erregende Themen aus der Partnerschaft, die nicht mehr geschluckt werden können.
Kampf im Ausgleich der inneren Gegensätze. Der Erkrankte hat Schwierigkeiten Altes seelisches loszulassen (schmerzhafter, behinderter Harndrang). Die Harnblase steht für „Druck ablassen". Da der Druck nicht abgelassen sondern aufgestaut wurde, kommt es

nun über die Harnblase zu aufsteigenden Konflikten (Erregern), die in der Niere vom Nierenbecken auf die Glomeruli übergreifen. Wichtige Substanzen (partnerschaftliche Arrangements) und Themen werden ausgespült (Eiweißverlustniere) und gehen somit verloren. Es kann nichts mehr richtig gefiltert werden. Hier kommt die innere Disharmonie des Betreffenden an die Oberfläche, auch oder gerade weil nach außen hin immer alles wie Friede, Freude, Sonnenschein wirkt!

Lösungsvorschlag: die erregenden Themen in der Partnerschaft zur Sprache bringen (nichts mehr schlucken!). Bewusst in den Konflikt, in die Auseinandersetzung gehen um damit echte Harmonie zu erreichen. Auch „Loslassen" lernen!

Nierenversagen / Niereninsuffizienz

= dem Leben müde sein, keine Lust mehr auf das Leben haben

Der Erkrankte hat zu lange die Belastungen in sich rein gefressen, festgehalten, verdrängt und ist nun an dem Punkt angelangt, dass er keine Lust mehr auf dieses Leben hat. Über den Pruritus (Juckreiz) versucht der Betroffene nach außen zu lassen was sich innen angestaut hat (Harnstoff → Urämie). Das Erbrechen stellt den Versuch dar, loszuwerden was belastet. Der üble urinartige Geruch (Foetor urämicus) sagt „kommt mir ja nicht zu nahe". Sobald die Sehkraft nachlässt, das Problem nicht mehr „mit ansehen können/wollen". Schlafsucht und Koma sind die Alarmsignale, dass der Betreffende hier schon abschließt und langsam auf die andere Seite will.

Lösungsvorschlag: Frieden schließen mit der Welt und den Personen, die einem soviel Probleme bereiten. Auch mit sich selber Frieden schließen.

Nierenkarzinom / Nierentumor (Krebs)

= den eigenen Weg in der Partnerschaft und Harmonie verloren, sich selbst verloren

Der Betroffene hat in seiner zwischenmenschlichen Beziehung seine eigene Identität, sein „ICH" im Hinblick auf das Verhältnis zum anderen nicht gefunden. Er kann sich nicht (gut) abgrenzen (der Krebs überwuchert alle Grenzen), kann seinen eigenen Bereich, oder das eigene Reich nicht bewahren. Der Betroffene ist so weit von seinem Weg abgekommen, dass der Körper dem verdrängten Thema so nun zum Ausdruck verhelfen muss.

Lösungsvorschlag: seinen eigenen Weg gehen und sich nicht dabei behindern lassen. Auch ohne „Rücksicht auf Verluste" und auch ohne Rücksicht auf die üblichen Konventionen, Ansichten oder Gewohnheiten. Es muss etwas geändert werden! Ruhig mutig und auch mal aggressiv seine eigenen Vorstellungen von Beziehung, Partnerschaft und Harmonie durchsetzen. Sich nicht als Opfer in die Ecke setzten sondern voller Kraft nach vorne schreiten. Frühere Träume und Wünsche wieder beleben und umsetzen. Und auch aus der Gewissheit heraus „ich hab ja eh nichts mehr zu verlieren". Die Kraft und dem Mut zu schöpfen keine faulen Kompromisse mehr einzugehen sondern zu sich selbst zu stehen. Direkt in den Beziehungen äußern, was man will, was man braucht, und was man bereit ist zu geben.

HARNBLASE

Wenn die Blase Druck macht

Der Volksmund sagt es deutlich: Wer Angst hat, „macht sich in die Hose". Und wer sich ärgert, fühlt sich „angepisst". Tatsächlich können psychische Faktoren eine Harnblasenschwäche verstärken oder sogar auslösen. Einnässen kann ein Schrei nach Liebe sein oder aber ein Hilferuf bei sexuellem Missbrauch. Manchmal fungiert Nassmachen auch als Mittel, um Druck abzulassen.

Bei Harnblasenstörungen scheinen auch Schuldempfindungen gegenüber mutterbetonten Persönlichkeiten im Vordergrund zu stehen. Die Blasenpatientin (19 von 20 Betroffenen sind Frauen) fühlt sich von diesen mutterbetonten Persönlichkeiten gezwungen, sich dessen Erwartungen zu beugen. Mutterbetonte Persönlichkeiten können natürlich auch männliche Partner werden, die sich ähnlicher sadomasochistischer Manipulationsweisen bedienen wie die Betroffenen es von ihren Müttern gewohnt sind. Beim Versuch, die Erwartungen der Mutter oder auch die des Partners zu erfüllen muss die Blasenpatientin eigene Motive und Wünsche unterdrücken. Zugleich fühlt sie sich oft gezwungen, Dinge zu tun, die in ihr Widerstand auslösen. All das tut sie jedoch meist, um sich die Schuldempfindungen zu ersparen, die entstünden, wenn sie die Erwartungen der Person, mit der sich die Blasenpatientin identifiziert, nicht erfüllen würde. Ein Verhalten, in dem die Blasenpatientin die Schuldempfindungen erträgt, weil sie sich nicht unterdrücken ließ, führt meist nicht zu einer Reduktion der Blasenstörungen. Voraussetzung für eine normale Blasenresistenz ist die Lösung des Identifikationskonfliktes.

Psychische Belastung durch Blasenfunktionsstörung bei Frauen (Miktionsstörungen)

In der traditionellen chinesischen Medizin und auch aus moderner psychosomatischer Sicht gilt die Harnblase als „Organ" des

Druckausgleichs. Anatomisch entspricht diese Definition genau der Wirklichkeit. Druck entsteht jedoch nicht nur aus körperlichen Gründen durch die volle Blase, sondern auch psychisch (wer hat noch nicht gehört, dass man wegen Angst in die Hose macht?). Menschen mit tief sitzenden Lebensängsten haben oftmals Blasenprobleme, heißt es in der fernöstlichen Medizin, die das Hohlorgan der Harnblase daher auch als „Auffangbecken der Angst sehen." Nach einer deutschen psychosomatischen Theorie haben Frauen mit chronischen Blasenleiden ihr eigenes Urvertrauen in sich selbst und in andere oft nicht entwickeln können, da es schon in der frühen Eltern-Tochterbeziehung zu zwischenmenschlichen Störungen kam. Der unwillkürliche, somatische nicht erklärbare Harnabgang bei Reizblase, Bettnässen, Harninkontinenz wird aus psychosomatischer Sicht deshalb auch verstanden als **„weinen nach unten"**. Nicht über die Tränendrüsen war bei Angst oder anderen starken Gefühlen der Druckausgleich möglich, denn dies wurde den Betroffenen meist schon früh verboten und abgewöhnt. Als einzige Alternative blieb daher nur die Harnblase für einen psychischen Druckausgleich über.

Harnblasenentzündung (Cystitis):

= Druck aushalten und loslassen (des seelischen „Mülls")
Der Erkrankte wird durch brennende Schmerzen zur Toilette getrieben, er hat ein „brennendes" Bedürfnis seelischen Ballast auszuspülen – loszulassen. Da im Kopfbereich die Tränen zurückgehalten werden, kommen sie nun unten heraus (seelisches Weinen). Oft lassen sich die Betroffenen auch „unter Druck setzen". Bei Frauen kommt dies auch häufig nach sexuellem Verkehr vor, da sie sich unter Druck gesetzt fühlten, nur durch den Sex den Partner halten zu können.
Lösungsvorschlag: Bewusstmachung des seelischen Stresses unter den man steht. Die Dringlichkeit des Loslassens von seelischem Abfall erkennen. Erkennen, wie sehr man darauf „brennt".

Reizblase (neurogene Blase)

= *„Sich vor Angst in die Hose machen"*

Vor einem Vorstellungsgespräch, einem Referat oder einer Prüfung meldet sich die Harnblase bei den meisten Frauen und Männern fast stündlich. Das ist leicht zu erklären: Die Harnblase wird stark durch das vegetative Nervensystem innerviert. Und so steigen bei Aufregung nicht nur Puls und Schweißproduktion – auch die Toilettengänge werden häufiger. Viele Patientinnen mit ständigen Harndrang (Reizblase), leiden zugleich unter ausgeprägter Nervosität: die Frauen sind unruhig, schwitzen schnell und schlafen schlecht. Zudem klagen sie häufig über Stimmungsschwankungen.

Zu den psychischen Ursachen von Harnblasenschwäche gehören nicht nur Stress und Nervosität. Inkontinenz kann auch ein Zeichen für sexuellen Missbrauch sein! So nässen z. B. manche Mädchen ein, um durch den Uringeruch nicht mehr attraktiv auf den Täter zu wirken.

Auch wenn Bewohner im Altenheim inkontinent werden, ist dies nicht immer nur körperlich begründet. Harninkontinenz kann bei ihnen Ausdruck einer Depression sein. Wenn alte Menschen einnässen, wollen sie damit oft auch sagen: ‚Mir ist alles egal'". Hinzu kommt, dass für manche Heimbewohner eine nasse Windel häufig der einzige Weg sein kann, von den Betreuern Zuwendung zu erfahren. Häufiger Harndrang – nicht unbedingt eine Inkontinenz – ist in manchen Fällen zudem als unterdrückte Aggressionen zu deuten. Besonders Frauen mit gehemmten Aggressionen und Kinder lassen auf diese Weise häufig inneren Druck ab.

Probleme mit der Partnerschaft oder Sexualität.
Während des Liebesakts strömt vermehrt Blut in den Genitalbereich, nach dem Orgasmus fließt es wieder ab. Erlebt eine Frau jedoch fast nie einen Orgasmus, staut sich das Blut. Dies führt zu einer chronischen Reizung des Harnröhrenabgangs, der gegenüber der Scheide liegt.

Index

N